医生教你科学减重

健康报社有限公司 组织编写

纪立农 李小英 郭立新 主 编

人民卫生出版社

·北京·

图书在版编目（CIP）数据

医生教你科学减重 / 健康报社有限公司组织编写；纪立农，李小英，郭立新主编. -- 北京：人民卫生出版社，2025. 6（2025. 11 重印）. -- ISBN 978-7-117-38267-0

Ⅰ. R161-49

中国国家版本馆 CIP 数据核字第 20259TQ129 号

医生教你科学减重
Yisheng Jiaoni Kexue Jianzhong

组织编写	健康报社有限公司
主　　编	纪立农　李小英　郭立新
出版发行	人民卫生出版社（中继线 010-59780011）
地　　址	北京市朝阳区潘家园南里 19 号
邮　　编	100021
E－mail	pmph @ pmph.com
购书热线	010-59787592　010-59787584　010-65264830
印　　刷	北京盛通印刷股份有限公司
经　　销	新华书店
开　　本	889×1194　1/32　印张：9.5
字　　数	283 千字
版　　次	2025 年 6 月第 1 版
印　　次	2025 年 11 月第 3 次印刷
标准书号	ISBN 978-7-117-38267-0
定　　价	75.00 元

打击盗版举报电话	010-59787491	E－mail	WQ @ pmph.com
质量问题联系电话	010-59787234	E－mail	zhiliang @ pmph.com
数字融合服务电话	4001118166	E－mail	zengzhi @ pmph.com

编写委员会

主　编　纪立农　李小英　郭立新

副主编　于　波　曲　伸　张忠涛　陈　伟　陈莉明

编　委（按姓氏笔画排序）

卜　乐	于　波	卫　静	马建华	王　广	王　彦	王　清
王育璠	王桂侠	王颜刚	石勇铨	田利民	冯　波	匡洪宇
毕　艳	曲　伸	乔　虹	刘　艳	刘礼斌	刘海霞	纪立农
严孙杰	苏　青	李　红	李　玲	李　静	李　霞	李小英
李延兵	李启富	李晓牧	李益明	杨　涛	杨营军	肖建中
肖新华	时立新	余学锋	沈　洁	宋勇峰	张　淼	张　鹏
张忠涛	张惠杰	陆　灏	陆颖理	陈　伟	陈　宏	陈　蕾
陈小燕	陈莉明	陈晓平	陈海冰	范建高	罗小平	罗樱樱
周嘉强	单忠艳	赵启明	侯新国	施毕旻	祝之明	秦　洁
秦映芬	秦贵军	袁明霞	袁振芳	袁慧娟	徐　勇	徐积兄
高　莹	高　凌	高蕾莉	郭立新	姬秋和	曹筱佩	麻　静
康志强	章　秋	梁梅花	蒋　升	童南伟	曾天舒	蔡晓凌
廖　涌	潘　琦	潘天荣	薛耀明			

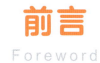

前言
Foreword

最新统计数据显示，我国成年人超重率已达34.3%，肥胖症患病率达16.4%，肥胖已经成为许多人的健康挑战。之所以这么说，是因为肥胖被世界卫生组织定义为"慢性代谢性疾病"，其危害远超外貌焦虑，与2型糖尿病、高血压、冠心病、脂肪肝、睡眠呼吸暂停等200余种疾病息息相关。

面对这场健康挑战，我国积极行动，于2024年启动"体重管理年"3年行动，并将"健康体重管理行动"纳入健康中国行动，掀起全民减重热潮。其间，64字居民体重管理核心知识被广泛传播，即"正确认识，重在预防""终生管理，持之以恒""主动监测，合理评估""平衡膳食，总量控制""动则有益，贵在坚持""良好睡眠，积极心态""目标合理，科学减重""共同行动，全家健康"。与此同时，随着医学技术的快速发展和健康体重管理门诊的广泛开设，以及越来越多有效、规范的治疗手段和药物用于临床，健康体重管理有了更多选择。

然而，事物总有其两面性。选择的增多带来了良莠不齐的信息海洋，亟需减重指导的人群深陷其中，难以辨别真伪。究竟什么才是真正的科学减重，如何科学减重并实现代谢获益？唯有专业医生才能凭借其专业眼光，有效甄别信息。

基于此，健康报社携手88位医生，积极响应国家政策号召，致力于打造一本科学、有趣、实用、易懂的科学减重百科全书。书籍围绕科学减重全旅程展开，采用一问一答的形式，快速解锁科学减重的知识密码；以七个核心场景贯穿全书，为读者绘画出一幅科学减重的全景图。

为什么肥胖是健康问题

第一章全方位剖析肥胖和减重，介绍肥胖类型判断方法、肥胖因素、肥胖危害等，让读者认知肥胖不容忽视。

如何科学合理地实现减重

第二章介绍如何设置科学合理的减重目标，引出科学减重的理念和方法；同时，提醒读者，生活方式干预是体重管理的基石，在此基础上若要寻找药物、手术等治疗方法，离不开医生的帮助。

如何在日常生活中"甩肉"

第三章聚焦日常减重，不仅提供饮食、运动等知识干货，还为儿童/青少年、孕妇、老年人等特殊人群答疑解惑，助力增强科学减重的信心。

可以找谁协助共同应对肥胖

第四章为靠自己减不下来的肥胖人群指明了解决之道，介绍了医生提供的减重方法，以及肥胖人群到医院就诊时的注意事项，避免用药误区。

减重针不是人人都能打，应科学使用

第五章围绕近年来大火的减重针，多角度介绍其适用人群、作用机制、使用方法和注意事项等，如同导航指南针，为读者提供专业治疗指引。

什么情况需要借助手术减重

第六章盘点减重手术治疗，包括治疗方式、术前准备、注意事项等，帮助读者科学选择减重手段，梳理治疗路径。

如何通过医美来减重

第七章是医美减重的"主场"，让更多人在减重的同时保持好身材、好气色，进阶感受曲线蜕变。

减重中如何保持好心态

最后，在减重路上，我们将提供情绪管理支持，助力读者更从容地实现科学减重。

在编写本书过程中，我们参考了最新的肥胖与减重相关的诊疗指南，以确保内容的科学性；同时增加手绘插画，以提升读者的阅读兴趣。

让我们共同踏上科学减重的科普之旅，展望更加健康、自信而美好的明天！

健康报社有限公司

2025年6月

致谢

Acknowledgments

《医生教你科学减重》的诞生倾注了医学领域与社会各界的心血和汗水，是集体智慧的结晶。

首先，感谢参与本书创作与审核的88位专家。他们来自内分泌科、普外科、心内科、营养科、儿科、中医科等学科，是我国医学减重领域的中流砥柱。他们倾囊相授，使本书凝聚了丰富的临床经验和专业知识，保证了本书的专业性、权威性、科学性。

其次，感谢所有为本书作出贡献的超重/肥胖患者、患者家属、大众、医护人员、药师等。他们贡献的100余个问题贴近减重人群的日常生活和实际需求，让本书既具备实用性，又充满人情味。

最后，感谢信达生物制药集团为本书的创作提供公益支持，感谢为本书的顺利出版提供支持的各方力量，在"体重管理年"活动期间，助力公众"体重向下，人生向上"。

目录

Table of Contents

第一章 肥胖不只是美学问题，更是健康问题

第二章 减重这条路，我应该怎么科学地走

01 减多少、减多快才合适

02 什么样的减重方案才是科学有效的

第三章 战斗吧，日常生活也能"甩肉"

01 管住嘴，吃得对比吃得少更重要

02 迈开腿，这么做更高效

03　特殊人群想"甩肉"，不妨这么做

第四章　靠自己减不下来，健康体重管理门诊来帮忙

01　医生有哪些办法帮我减重

02　找医生减重，你需要关注这些事

03　什么情况下，医生会给我用减重药

第五章 想用"减重针",这些问题需提前知道

01 科学认识"减重针"

02 "减重针",并不是人人都能打

03 "减重针"在哪买,怎么打,怎么存

第七章 医美如何帮助我减重

第八章 想成功减重，离不开好的心态

附录

第一章

肥胖不只是美学问题，更是健康问题

01

我是看起来胖，
还是真的胖

我是看起来胖，还是真的胖？

 到底胖不胖，需不需要减重，眼见不一定为实。

有的人看起来脸圆，但实际并不胖，身材匀称，脸圆只是假象。

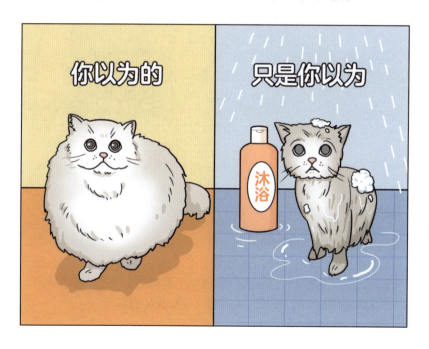

而有的人看起来不胖，实际上体检已经发现"三高"（高血糖、高血压、高血脂），甚至出现脂肪肝，这些人平时全靠宽松衣物和瓜子脸，给体重和脂肪戴上了伪装者的"面具"。

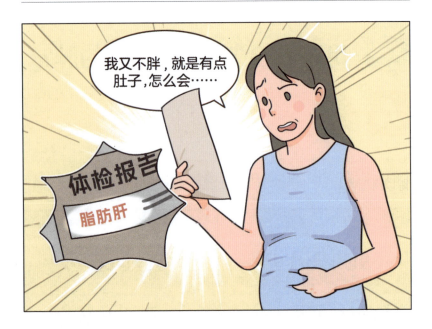

如何判断，自己是真胖还是假胖？

建议做以下两步：

测测体重指数（BMI）
在我国，BMI ≥ 24kg/m²，表示超重或肥胖。近年来，很多医院已开设健康体重管理门诊，人们可以到医院向医生咨询，寻求饮食和运动指导以及减重药物、手术治疗等专业帮助。

量量腰围，算算腰臀比、腰高比
即使BMI正常（BMI < 24kg/m²），但如果腰围、腰臀比、腰高比等指标超标，仍属于腹型肥胖（也叫中心性肥胖）。腹型肥胖常伴有内脏脂肪的异常堆积，体检报告可能显示脂肪肝或其他代谢异常，需要重点关注。

BMI是什么，你真的算对了吗？

 BMI是一个评估全身性肥胖的通用标准。

计算公式：体重（以"kg"为单位）除以身高（以"m"为单位）的平方。

$$BMI = \frac{体重（kg）}{身高的平方（m^2）}$$

根据BMI，可将体重状态进一步细分。

- 低体重：BMI < 18.5kg/m²
- 正常体重：18.5kg/m² ≤ BMI < 24.0kg/m²
- 超重：24.0kg/m² ≤ BMI < 28.0kg/m²
- 肥胖：BMI ≥ 28.0kg/m²

为了帮助大家更好地理解，下面通过几个例子来说明如何计算BMI，并判断体重状态。

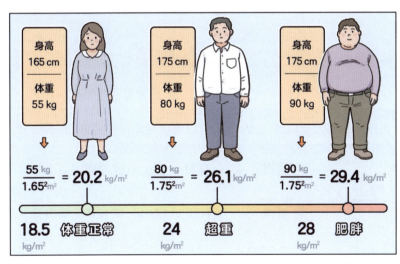

算一算，你是哪个体重状态呢？别忘了，BMI超过24.0kg/m²就应该积极干预了！

知道了 BMI,为什么还要关注 腰围、腰臀比和体脂率?

 腰围、腰臀比、体脂率作为 BMI 的补充,能侧面 反映很多健康问题。

目前,在临床上,肥胖症的诊断依据主要以 BMI 为准,但因为 BMI 不能反映脂肪分布和身体成分而存在一定的局限性。

很多人虽然 BMI 正常,但体内脂肪含量超标,这种"隐性肥胖" 在我国常见,而且容易被忽视,所以除了 BMI,我们仍需要测量腰 围、腰臀比、体脂率等,进行综合评估。

腰围和腰臀比,是能够诊断腹型肥胖的指标

当男性腰围 ≥ 90cm,女性腰围 ≥ 85cm;或者男性腰臀比 ≥ 0.90,女 性腰臀比 ≥ 0.85,均为腹型肥胖的警示标志。

🚨	♂ **男性**	腰围 ≥ 90 cm 或腰臀比 ≥ 0.90
	♀ **女性**	腰围 ≥ 85 cm 或腰臀比 ≥ 0.85

如果你从没测量过,那就用身边的软尺量一量,就能迅速知道自己是 不是腹型肥胖了。

腰围的测量方法

建议穿较薄的单衣，保持站立状态，放松双肩及腹部，平稳呼吸，双脚自然分开25～30cm。不是测量腰部最细的地方，而是在肋骨最下边缘（就是身体两侧，最下面那根肋骨的边儿）及髂骨最上缘（就是腰两侧，往下摸到骨盆那儿，最突出来的那块骨头），这2个部位连线中点处，用软尺绕腹部一圈进行测量。

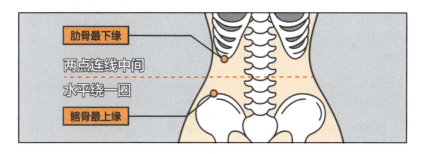

臀围的测量方法

保持站立状态，使用皮尺围绕臀部最突出的位置一周测量。

记录下腰围和臀围，代入计算公式

$$\text{腰臀比} = \frac{\text{腰围（cm）}}{\text{臀围（cm）}}$$

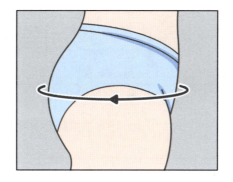

体脂率也是非常重要的指标

体脂率是指人体内脂肪（体脂）重量在总体重中所占的比例，能反映人体内脂肪含量的多少。男性体脂率超过25%，女性体脂率超过30%，便是体脂过多。体脂率反映的是脂肪含量的高低，并不能全面反映脂肪的分布情况，因此也存在一定的局限性。此外，家用体脂秤测量的体脂率并不完全准确，医院使用的生物电阻抗法或双能X线吸收法测量体脂率更为准确，但操作不太方便。

因此，建议将体脂率与BMI、腰臀比等指标结合起来进行综合评估，才更准确地了解健康状况。

腰围、腰臀比、体脂率的超标，可能意味着身体内存在异常，这将引发一系列的代谢指标异常，进而走上高血压、糖尿病、高脂血症、脂肪肝等慢性病之路。所以要"管住嘴、迈开腿"，赶紧把减重事业提上日程！

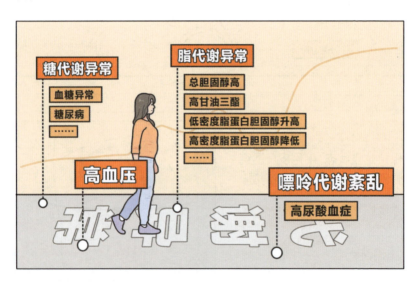

腰高比也能监测肥胖情况吗？

 是的，腰高比是指腰围与身高的比值，可以监测肥胖情况。

关注腰高比（waist-to-height ratio，WHtR）的变化，实际上是在监测腹部肥胖的情况。

相较于BMI，腰高比能够更准确地反映腹部肥胖的程度，并且不受性别和年龄的影响。

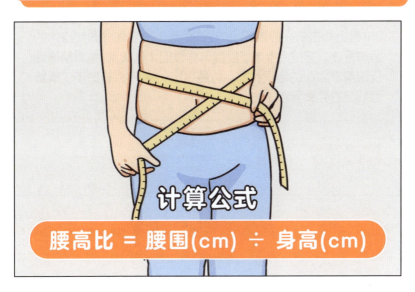

计算公式

腰高比 = 腰围(cm) ÷ 身高(cm)

腰高比以0.5为临界值，即"腰围不超过身高的一半"，就是健康的；当腰高比 > 0.5时，意味着多种代谢疾病（如糖尿病、高血压、代谢性心血管病等）的风险增加。

研究表明，即使BMI正常，但腰高比较高的人群，仍可能面临较高的代谢风险。也因此，对处于减重阶段的超重/肥胖人群来说，关注腰高比的数值变化，能够帮助我们更好地了解身体健康风险。

如果腰高比在减重过程中下降，说明你的减重效果显著，可以继续保持当前的减重计划。

如果腰高比上升，就需要及时调整策略，可能需要调整有氧运动和力量训练的比例，尤其是增加核心肌群的锻炼。

所以，在减重过程中，充分利用腰高比这一指标，可以帮助我们更加高效地达到减重目标！

身体圆度指数（body roundness index，BRI）

BRI是近年来新兴的指标，旨在评估腹部脂肪的分布和身体的圆润程度。它综合考虑了腰围与体重的比例关系，能更精确地反映腹部脂肪的堆积状况。与腰高比一样，BRI有助于了解腹型肥胖的健康风险。

计算公式

$$BRI = \frac{腰围（cm）}{\sqrt{体重（kg）}}$$

教你识别自己是哪种类型的肥胖？

 按照体型，肥胖可分为全身性肥胖和腹型肥胖（中心性肥胖）。

如果腰围和腰臀比在正常范围内，但BMI出现异常增高，属于**全身性肥胖**。

如果腰围和腰臀比超标，无论BMI是否正常，都属于腹型肥胖，就是我们俗话说的"大肚腩"。

- 男性腰围≥90cm，女性腰围≥85cm→**腹型肥胖**

- 男性腰臀比≥0.9，女性腰臀比≥0.85→**腹型肥胖**

> 注：用腰围来衡量腹型肥胖，操作简单，但测量误差较大，使用中需注意正确的测量方法。

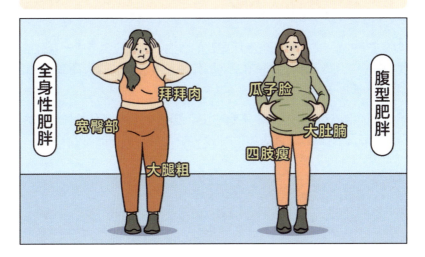

此外,《肥胖患者的长期体重管理及药物临床应用指南(2024 版)》指出: CT评估内脏脂肪面积是诊断腹型肥胖的" 金标准 ",但需要专门的设备,操作比较复杂、费用也比较高,因此我们通常采用更为便捷的、经济的方法:测量腰围,计算腰臀比。

除此之外,肥胖还可以通过有无代谢异常来分型。

根据腰围、BMI、内脏脂肪及代谢情况,肥胖可分为三种类型,这种分型能帮助我们更好地评估潜在的健康风险,并对症治疗,具体参考下面这张表。

基于有无代谢异常的肥胖症分型

肥胖症分型	BMI	腰围	内脏脂肪	代谢异常
代谢不健康,体重正常	正常范围	正常/高	高	有
代谢健康,肥胖症	肥胖	正常	正常	无
代谢不健康,肥胖症	肥胖	高	高	有

需要注意的是,体内脂肪沉积所导致的慢性炎症反应会造成一系列的代谢损伤,因此肥胖人群通常会伴随代谢异常,如高血糖、高血压、高血脂、脂肪肝等。

想要知道自己的代谢指标是不是在正常范围内,可以看体检报告或去医院做专门的检查,上述表格中的三种情况,均须及早重视和干预。

为什么要特别关注你的"大肚腩"（腹型肥胖）?

 因为"大肚腩"（腹型肥胖）对健康的危害很大!

"大肚腩"（腹型肥胖）在中国人群中特别常见，尤其是成年男性，很多人都属于腹型肥胖，大肚子向前凸起；女性则多见腰腹部脂肪的堆积。

腹型肥胖与人体健康密切相关。研究发现，腹型肥胖患者腹部的脂肪，通过分泌大量抵抗素、脂联素、肿瘤坏死因子（TNF）等多种炎症因子，直接或间接地参与人体的炎症反应。

所以，**腹型肥胖人群更容易出现血糖、血脂、血压等代谢指标的异常**，是发生糖尿病、冠心病、非酒精性脂肪肝、阻塞性睡眠呼吸暂停综合征、多囊卵巢综合征、胆石症等疾病的重要原因。其中，腹型肥胖患糖尿病的风险为正常人的10.3倍、全身性肥胖人群的2.8倍。

- 非酒精性脂肪肝是病理变化与酒精性肝炎相似但无过量饮酒史的临床综合征，好发于中年人，特别是超重或肥胖的个体。

- 阻塞性睡眠呼吸暂停综合征是指在睡眠期间反复发生上呼吸道阻塞/塌陷，从而引起夜间通气障碍。举个例子，晚上睡觉的时候，鼾声很大，有时候突然停止，然后又突然开始打鼾。

- 多囊卵巢综合征是育龄期妇女最常见的内分泌代谢疾病之一，主要表现为月经异常、痤疮、多毛、不孕等症状。

- 胆石症是指胆管系统包括胆囊或胆管内形成结石的疾病。

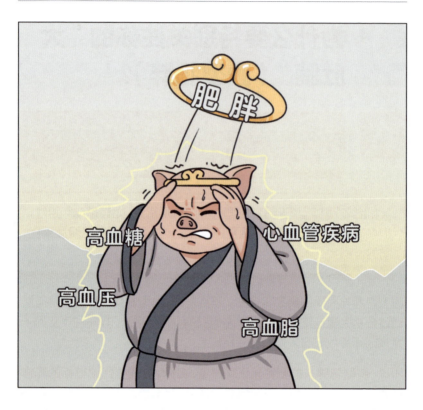

一项纳入了72项研究的荟萃分析，通过分析2 528 297名参与者的健康数据，结果发现，腰围每增加10cm，死亡风险会增加11%，其中男性和女性的危险比分别为1.08和1.12。

所以，如果你有"大肚腩"，一定要引起重视了！

02

我是怎么
胖起来的

我为什么容易胖？

 可能与先天遗传、后天因素、社会因素等多方面原因有关。

先天因素

- 遗传：如果父母超重或肥胖，或者妈妈患妊娠糖尿病，孩子发生肥胖的概率会增大。

- 与能量代谢、食欲调控、脂肪细胞分化等相关的基因，也会增加肥胖的风险。

后天因素

- 不良生活习惯：吃得太多，运动太少，导致能量过剩，长期下来，超出身体的代谢能力，形成脂肪堆积，这也是最常见、最主要的后天因素。

- 内分泌疾病：如库欣综合征、甲状腺功能减退症、性腺功能减退症等疾病会导致超重或肥胖。

- 药物：某些药物如激素药和部分抗精神病药物等，会直接影响体重，引起超重或肥胖。

社会因素

经济的飞速发展提升了人们的生活水平，也为肥胖埋下了种子。

- 食物过于"精致"：为了迎合大众对美味的极致追求，食物中添加了越来越多的"科技与狠活儿"，热量也越来越高，虽然美味，但增加了肝肾负担。

● 食物获取过于"方便"：外卖的普及为我们带来了24小时想吃就吃的便利。背后却隐藏了过度能量摄入的风险。

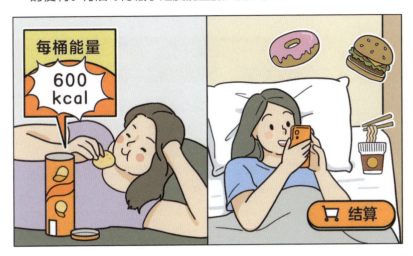

● "极致高效"的工作生活方式：电脑、手机、互联网的普及虽然提升了工作效率，但也让人不得不久坐，导致体育锻炼缺失，能量消耗减少。随时随地办公，产生一种工作"粘"住你的感觉，增加了心理压力，更容易引起暴饮暴食，形成恶性循环。

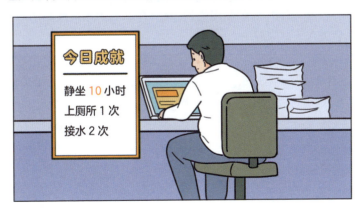

所以，如果长肉速度比别人快，这事儿真不能全怪你，影响因素实在太多了！

脂肪是怎么形成的？

 当然是"劳模"——肝脏在运筹帷幄！

脂肪是人体必需的营养素，给我们提供能量，不仅抵御寒冷，还能保护器官，调节免疫能力等，所以在合理范围内的脂肪，不会引起肥胖。但如果脂肪大量堆积，引起超重和肥胖症，就会对健康造成严重影响，并引发一系列代谢性疾病。

要说脂肪是如何长出来的，还得从吃下去的食物开始说起。

吃下去的食物在口腔中被咀嚼碎，随后进入胃，在胃内充分混合与搅拌，胃液将食物分解成细腻的食糜。食糜由胃进入十二指肠后便开启了一段最关键的小肠消化旅程，在这里，食糜受到胰液、胆汁和小肠液的消化作用，许多营养物质在此处被吸收。其中，胆汁将食物中的脂肪乳化为细小微团，被肠黏膜细胞吸收，在细胞内水解成脂肪酸和甘油，然后进入人体血液中。

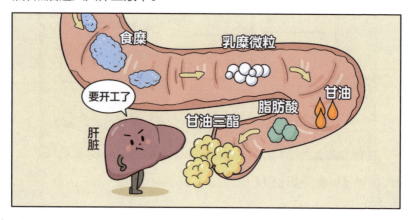

肝脏是人体合成脂肪的重要场所，它从血液中摄取游离脂肪酸，合成甘油三酯，但肝细胞不能直接储存甘油三酯，需要以极低密度脂蛋白（VLDL）的形式转运出肝，储存在脂肪细胞中。

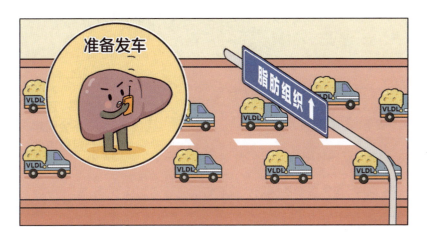

此外，摄入的碳水化合物在小肠分解为葡萄糖，一部分葡萄糖被氧化提供能量，另一部分转化为肝糖原和肌糖原储存起来，慢慢转换为脂肪。如果摄入过多的碳水化合物，超过了极低密度脂蛋白的转运能力，多余的脂肪就会堆积在肝脏，最终形成脂肪肝。

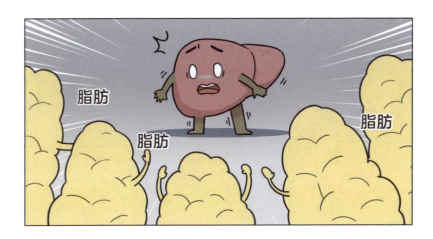

脂肪生成后会储存到哪里？

 主要储存在皮下和内脏。

人体主要有两大储存脂肪的"仓库"：

- 皮下（占比80%）。

- 内脏（在男性中占10%~20%，在女性中占5%~8%）。

一般来说，身体多余的脂肪会被肝脏优先运送到皮下，形成皮下脂肪，如果皮下脂肪的储存空间满了，多余的脂肪就会"跑"到内脏，形成内脏脂肪。

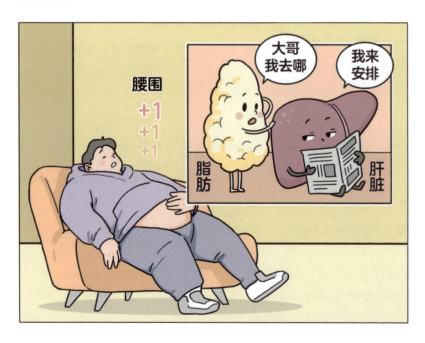

皮下脂肪和内脏脂肪的区别是什么？

 二者堆积部位不同，对人体造成的影响也不同。

区别一：堆积部位不同

如果脂肪是藏在皮肤下面的，就是皮下脂肪。皮下脂肪堆积的多与少，能直观地反映人的胖与瘦，大多数人喊的"减肥"，目标便是皮下脂肪。

若脂肪沉积在腹腔里，就是内脏脂肪，主要堆积在肝脏、胰腺、胃肠道等器官的周围。

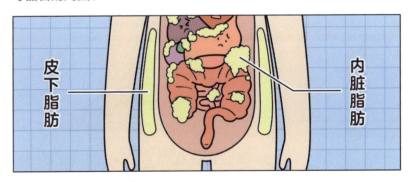

区别二：对人体的影响不同

内脏脂肪的危害远大于皮下脂肪。

皮下脂肪影响的主要是外表，像是腰围变大、大腿变粗、体型变差等。此外，越来越重的身体也会给膝盖、关节带来压力。

而内脏脂肪增多，会引发一系列的健康问题，比如糖尿病、高血压、高血脂、脂肪肝、冠心病、阻塞性睡眠呼吸暂停综合征、多囊卵巢综合征等，甚至还会增加过早死亡的风险。

身体内的脂肪是如何消失的？

A 当身体需要能量，而体内的糖原供能不足的时候，脂肪就会开始提供能量。

身体所需的能量主要来源于体内三大营养物质：葡萄糖、脂肪和蛋白质。当身体需要能量的时候，首当其冲的就是肌肉和肝脏中的糖原，开始分解为葡萄糖释放到血液中提供能量，如果来自糖原的能量还不能满足身体需要，这时候就要发动脂肪了！

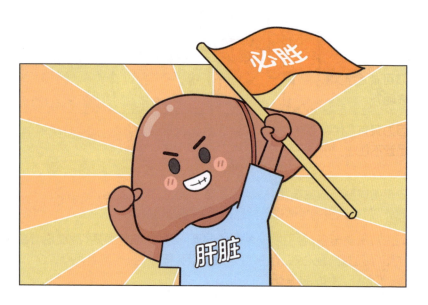

脂肪代谢的过程可分为三步

第一步：分解动员

脂肪细胞中储存的甘油三酯，经过脂肪酶的催化，分解为甘油和脂肪酸。

第二步：转运

1 脂肪酸先和蛋白质结合，通过血液运送到各组织待命。

2 到达目的地的脂肪酸，又经过一系列化学反应，在转移酶的帮助下，等待被氧化。

第三步：氧化

脂肪酸的产物彻底被氧化，释放能量，变成二氧化碳和水，通过呼吸等方式排出体内。

以上就是"脂肪消失"的过程。

你可能会觉得"脂肪消失"这事儿挺简单的，为什么还是减不下去呢？

因为只有"代谢消耗"＞"能量摄入"，才能实现减重，如果你平时总是管不住嘴，胡吃海喝，就别怪脂肪代谢消耗太慢啦！

减体重究竟是减脂肪
还是减肌肉？

理想的状态当然是只减脂肪，不减肌肉。

肌肉每天会把身体里的一部分葡萄糖储存起来，为身体储蓄能量。所以，肌肉量多的人，即使坐着不动，也能消耗更多的热量。

但遗憾的是，在减重过程中，或多或少都会伴有肌肉的流失。

减重的原理是身体的能量消耗大于能量的摄入。当葡萄糖和脂肪的能量供应不足时，蛋白质才会开始分解，通过代谢产生能量。这时候，你的肌肉就在慢慢流失了。

肌肉流失不用怕，我们还可以补回来。

只要合理地进行身体活动（如抗阻训练）+补充足够的营养，就可以增加肌肉力量和肌肉含量。（具体内容详见第三章中"怎么运动瘦身，不掉肌肉？"）

所以，一定要重视肌肉含量，让你的减重事业事半功倍！

什么是基础代谢率?
长胖跟基础代谢率有关吗?

 基础代谢率(BMR)是指在空腹状态下，放松地躺着，什么也不做，身体仅维持体温、呼吸、心跳、血液循环等基本生理功能所需的能量，大约占人体一天总能量消耗的70%。

基础代谢率受多种因素影响，包括年龄、体表面积、身体成分(如肌肉含量与脂肪含量)、性别以及外部环境。简单来说，越年轻、体表面积越大、肌肉含量越高的人基础代谢率也越高，男性的基础代谢率通常高于女性。此外，在寒冷环境下，由于需要更多的能量来维持体温，所以基础代谢率也会相应提高。

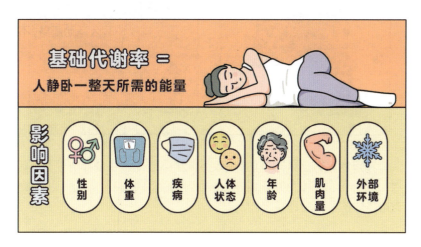

如果两个人每天摄入的能量相同，那么基础代谢率低的人比基础代谢率高的人更容易长胖。因此，想要变瘦，提升基础代谢率是至关重要的。

25

真的有人喝口水都会胖吗？

 不会，喝水真的不会胖！

要记住，水是没有任何热量的。（这里的"水"特指纯净水、白开水，而不是任何含糖饮料、含酒精饮品等。）

那些吐槽喝水会胖的人，请回忆一下，有没有偷吃其他使体重飙升的食物，然后把长胖的"锅"甩给了水呢？

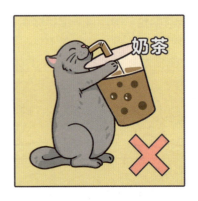
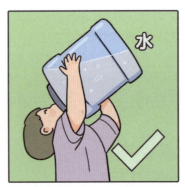

保持充足的水分摄入对身体有好处，低身体活动水平成年男性每天喝水1 700ml，成年女性每天喝水1 500ml，能帮助维持健康的代谢功能，支持身体的各项生理需求。

如果你有一些健康问题，比如糖尿病、肾病，甚至是心脏病，都可能导致水肿，身体出现水分滞留，进而让体重短时间内看起来增加。但要注意，这并不是因为喝水多了，而是因为疾病引起的水分滞留。

有哪些让人万万想不到的长胖原因？

工作、情绪、睡眠和疾病都是影响体重的重要因素。

工作压力越大，越容易长胖

当工作压力过大时，身体会释放一种叫作皮质醇的激素，这种激素不仅会增加我们的食欲，还可能导致脂肪，尤其是腹部脂肪的堆积。皮质醇水平升高时，还会降低胰岛素的敏感性，进一步促进脂肪的储存，这就是大家熟知的"压力肥"。

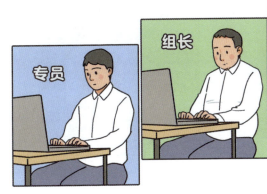
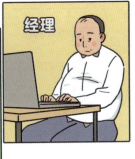

情绪不稳定，也可能会变胖

当人们感到压力、焦虑、沮丧或者生气时，可能会通过进食来寻求情绪安慰，这种"情绪饮食"往往倾向于选择高热量、高脂肪和高糖的食物，这些食物虽然暂时让人感到愉悦，但长期下来可能导致体重增加。

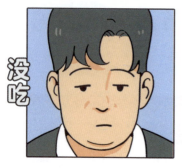
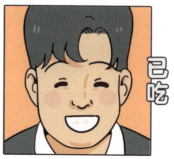

睡眠不够，体重来凑

作息不规律或睡眠不足会扰乱控制饥饿感的激素——瘦素和胃生长激素释放素（又称"胃饥饿素"）的平衡。瘦素负责向大脑发送信号，表明身体已经吃饱；而胃饥饿素则刺激食欲，让你想吃更多的食物。一旦睡眠不足，就会导致瘦素水平下降，胃饥饿素水平上升。因此，一旦动了吃夜宵的心思，有可能十头牛都拉不住。

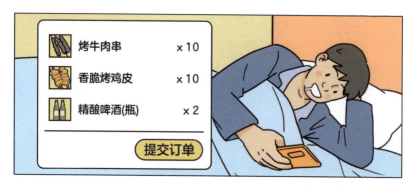

疾病也可能是"胖因"

一些疾病，如甲状腺功能减退、多囊卵巢综合征、糖尿病等，会干扰身体的代谢过程，导致体重增加。例如，甲状腺功能减退时，代谢减慢，容易积累脂肪；多囊卵巢综合征则可能导致胰岛素抵抗，使脂肪更容易储存。即使在饮食和运动的控制下，这些疾病也会让体重管理变得更加困难。

03

肥胖
是一种病吗

减重就只是为了完美身材吗？

A 减重是为了健康，而不是所谓的完美身材。

相信有些朋友看到社交网络上的"A4腰""蝴蝶肩"等身材时，会认为这就是公认的"完美身材"。再看看镜子中的自己，就忍不住会陷入自我怀疑，"为什么我的身材没有那么完美"。

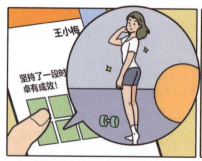
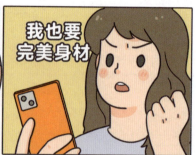

其实，只要体重各项指标在健康范围内，有些部位有点脂肪反而是好事，比如有点小肚子，不仅可以保护器官免受外力伤害，还减少了器官之间的摩擦；此外，雌激素会让女性的下半身更容易堆积脂肪，所以，大腿有点肉也是正常的。

而你看到的"A4腰"，很可能是为了显瘦，在拍照前故意饿着肚子，拍照时再猛吸一口气后憋着呢！

你看到的"漫画腿""纸片人"，也可能存在营养不良、月经紊乱等不健康的身体状况。

美丽不止一种标准，减重是为了更健康的自己，而不是为了迎合谁的审美。

为什么说肥胖是一种病？

 肥胖人群可能会面临一系列的并发症以及心理问题。

肥胖不仅仅是体重超标，它会对多个器官产生影响。 过多的脂肪通过机械性压迫和占位效应，对身体各个系统造成负担；同时，脂肪沉积所致的慢性炎症反应也会造成一系列代谢损伤。此外，体型和运动能力的变化也会引起社会的歧视和心理压力，进而产生自卑、焦虑等一系列心理问题。

2017 年，世界肥胖联合会发表声明指出"**肥胖是一种慢性复发性疾病**"。约70.7%的中国超重患者至少合并一种慢性并发症，而89.1%的肥胖患者至少合并一种并发症！

具体而言，肥胖可引起以下慢性疾病。

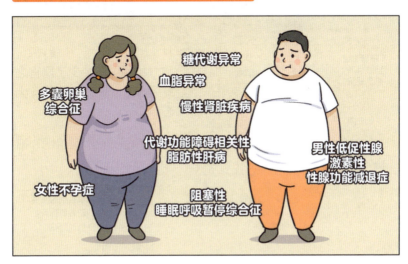

超重与肥胖是如何引发其他疾病的?

 超重与肥胖可通过多种机制来诱导慢性疾病的发生。

具体而言，超重与肥胖可通过代谢异常、慢性炎症，氧化应激、机械应力和激素失衡等多种途径影响身体各个系统的功能，最后增加患2型糖尿病、非酒精性脂肪性肝病、冠状动脉疾病、阻塞性睡眠呼吸暂停综合征、骨关节炎、胃食管反流等慢性疾病的风险，具体过程如下。

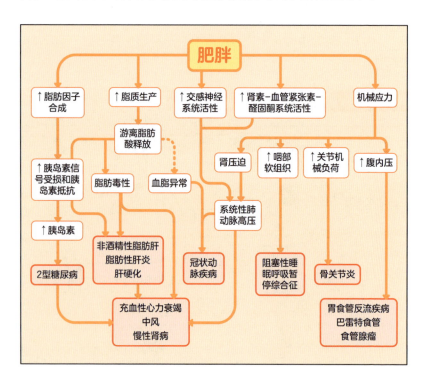

什么是脂肪肝？

 脂肪肝是肝细胞内脂肪的异常堆积，导致肝脏发生功能性病变。

脂肪肝，就是肝脏脂肪堆积过多。正常情况下，肝脏内脂肪约占肝脏重量的3%~4%，依据《代谢相关（非酒精性）脂肪性肝病防治指南（2024年版）》，如果有超过5%的肝细胞发生脂肪变性，就可诊断为脂肪肝。若未及时干预，脂肪堆积可引发炎症反应（脂肪性肝炎），最终可能发展为肝硬化甚至肝癌。

根据病因，脂肪肝分为两大类：

- **酒精性脂肪肝（AFLD）:** 长期大量饮酒，酒精在肝脏内蓄积，引发脂质过氧化反应。

- **非酒精性脂肪性肝病[NAFLD，也称"代谢相关脂肪性肝病"（MAFLD）]:** 通常与肥胖、高血脂、糖尿病等因素相关，导致肝脏中甘油三酯异常堆积。上述指南指出，我国非酒精性脂肪性肝病患病率超30%，是发病率最高且增幅最大的国家。

注:＊本书后续提到的脂肪肝都为非酒精性脂肪性肝病。

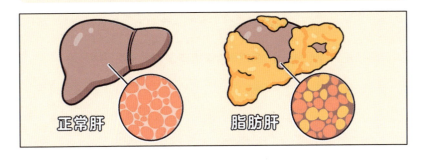

正常肝　　　　脂肪肝

脂肪肝不尽早干预，有什么危害？

脂肪肝的疾病进展会呈阶梯式恶化，从可逆的脂肪堆积逐步发展为不可逆的肝癌。

单纯脂肪肝（可逆阶段）→脂肪性肝炎（炎症启动）→肝纤维化→肝硬化（部分可逆）→肝癌（死亡率＞70%）。

脂肪肝早期通常90%无明显症状，少数有乏力、右上腹不适、肝区隐痛症状，容易被忽略。但影像学检查（如超声、CT等）可明显看到肝脏脂肪变性的变化。体检可发现血清天冬氨酸转氨酶（AST）、丙氨酸转氨酶（ALT）轻度升高。

但如果任其发展，随着脂肪的堆积，就会逐渐发展为脂肪性肝炎。据统计，约20%的非酒精性脂肪性肝病患者会发生非酒精性脂肪性肝炎（NASH）。该阶段可出现黄疸、食欲减退、恶心、呕吐等症状，体检可发现炎症标志物水平明显升高。

长期的炎症会使肝脏变糙变硬，约60%的非酒精性脂肪性肝炎患者会进一步进入肝纤维化，乃至肝硬化阶段。这时候，肝脏内部出现大量类似瘢痕的纤维组织，可通过影像学检查发现。

肝硬化主要分为以消化不良、腹泻、肝脏肿大等症状为主的代偿期肝硬化和出现肝硬化黄疸、腹水、脾大、出血、贫血等症状的失代偿期肝硬化。代偿期和失代偿期肝硬化患者的 5 年生存率分别为 84% 和 14%。

如果不加以控制干预，随着病情加重，肝脏组织严重受损，功能下降，肝硬化最终会发展为肝癌。

所以，一定要在脂肪肝早期及时干预！

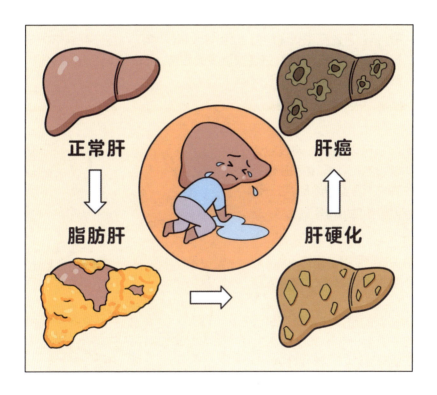

人胖一定会得脂肪肝吗？

 肥胖（尤其是腰围超标的腹型肥胖）是脂肪肝的重要推手，可显著增加脂肪肝的患病风险。

肥胖者体内过多的脂肪细胞通过血液直接向肝脏输送游离脂肪酸，远超肝脏正常代谢能力，最终导致脂质堆积。此外，肥胖常伴随胰岛素抵抗，促使肝脏合成更多的脂肪，同时减少脂肪酸的分解，进一步加重肝内脂肪积累。

肥胖还可以通过影响线粒体功能、改变基因表达和肠道微生物失衡等多种途径，进一步促进脂肪肝的发生。

流行病学调查发现，肥胖会显著增加脂肪肝的患病风险。对于超重人群及部分肥胖人群（$24kg/m^2 \leqslant BMI \leqslant 30kg/m^2$），脂肪肝的患病率上升至50%左右；当$BMI > 30kg/m^2$时，患病率高达75.8%，且NAFLD患病率随BMI和腰围增加而升高。

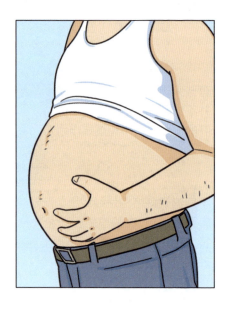

为什么有些人不胖，也有脂肪肝？

 瘦人同样有可能患上脂肪肝，这是代谢异常的隐形表现。

部分脂肪肝患者看起来并不胖，BMI < 23kg/m² 的非酒精性脂肪性肝病（NAFLD）患者，被称为瘦型脂肪肝。

目前，瘦型非酒精性脂肪性肝病在我国的发病率约为14.8%。值得关注的是，在所有脂肪肝患者中，近40%的人体重并未达到超重标准，却已患有脂肪肝。这种现象与内脏脂肪的"隐形超标"密切相关。

看起来瘦≠内脏脂肪少

有些人虽然看起来瘦，BMI及腰围属于正常范围，但其内脏脂肪含量并不低，甚至可能与肥胖型脂肪肝患者水平相当。而内脏脂肪在脂肪肝的发病机制中起重要作用。

多种因素导致瘦型脂肪肝

不良的饮食结构是导致脂肪肝的重要因素之一，可使肝脏脂肪合成速率显著提高，在瘦型脂肪肝患者中尤为常见。这不仅加重了肝脏的负担，还促进脂肪的蓄积，进而形成脂肪肝。同时，遗传因素在瘦型脂肪肝的发生中也起着重要作用。

此外，对于"瘦人"而言，脂肪肝的发生还与肠道菌群失调、缺乏运动导致的肌肉含量减少等因素密切相关。

为什么人一瘦，脂肪肝就好了？

 减重通过改善代谢紊乱与炎症状态，可以减轻肝脏负担，自然能有效缓解脂肪肝。

目前，临床上针对非酒精性脂肪性肝病的治疗仍缺乏"特效药"。**减重是重要手段，科学、合理减重可明显改善脂肪肝，有利于代谢、心血管和肝脏获益。**

减重带来的脂肪肝改善

时间	减重幅度	脂肪肝改善
一年内	减重3%～5%	可以逆转脂肪肝
	减重7%～10%	可以缓解脂肪性肝炎
	减重10%以上	可以逆转肝纤维化
对于瘦型脂肪肝，减重3%～5%即可有效改善脂肪肝		

改变生活方式（调整饮食结构和增加运动）是治疗脂肪肝的基石。

1 通过限制热量的饮食干预，如低碳水化合物高蛋白饮食，可减少肝脏脂肪酸的合成。

2 运动能够减少肝脏脂肪沉积，降低肝酶水平，并改善胰岛素抵抗，可有效减轻肝脏脂肪化。

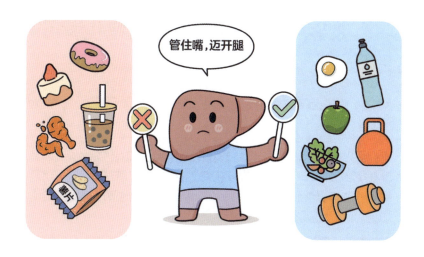

如果通过改变生活方式，1年内减重未超过5%，对于BMI ≥ 24kg/m²的脂肪肝患者，建议尽早寻求减重中心的帮助，并在医生的专业评估下考虑药物治疗。

《肥胖患者的长期体重管理及药物临床应用指南（2024版）》推荐，应用减重药物胰高血糖素（GCG）/胰高血糖素样肽-1（GLP-1）双受体激动剂，可以有效帮助脂肪肝患者减重并减少肝脏脂肪含量，改善脂肪肝和缓解肝纤维化进程。

总的来说，通过"管住嘴、迈开腿"或结合减重药物，有助于更好地"拿捏"脂肪肝。

肥胖是怎么影响心血管健康的?

 肥胖可能通过两种途径影响心血管健康。

研究显示，与正常体重相比：**超重的**成年男性和女性（24kg/m^2 ≤ BMI ≤ 27.9kg/m^2）患心血管疾病的风险分别增加21%和32%；**肥胖的**成年男性和女性（BMI ≥ 28kg/m^2）患心血管疾病的风险增加更为明显，分别为67%和85%。

一方面，肥胖引起心脏结构的改变。

肥胖患者往往有着更多的心包脂肪、心外膜下脂肪等，这些脂肪的堆积可能会引起心脏结构改变，从而影响心脏正常功能。脂肪堆积不仅增加了心脏的负担，还可能引起心脏扩张或肥厚，进而导致心血管疾病（如心力衰竭）的发生风险增加。

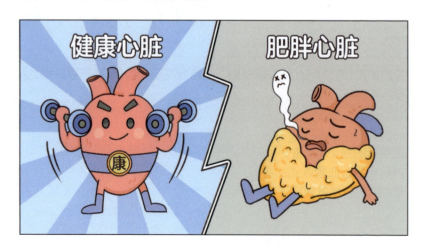

另一方面，肥胖会引起体内脂质代谢紊乱。

肥胖患者脂肪细胞增加，脂肪组织中的脂质分解也随之加剧，导致大量的甘油三酯（TG）、胆固醇等脂质进入血液循环。在这个过程中，极低密度脂蛋白（VLDL）和低密度脂蛋白（LDL）会增多，高密度脂蛋白（HDL）减少。

过多的低密度脂蛋白（LDL），即"坏胆固醇"，会沉积在血管壁，形成斑块，促进动脉粥样硬化的形成。这是以动脉粥样硬化性心血管病（ASCVD）为主的心血管疾病发生的最主要基础。

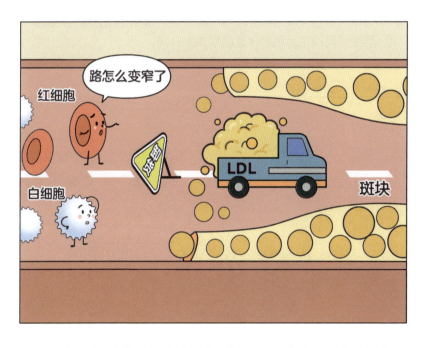

更糟糕的是，肥胖常伴随的糖尿病、血脂异常、高血压等"铁哥们"，它们也是心血管疾病的重要危险因素，只要它们一来，心血管疾病的发病风险自然就更高了。

肥胖会致癌，缩短寿命吗？

 肥胖和癌症确实有一定关系。

研究表明，超重和肥胖情况越严重，被结直肠癌、食管腺癌、肾癌、肝癌和胰腺癌等癌症"盯上"的风险越高。其中，男性更容易患甲状腺癌，女性则更容易患胆囊癌、子宫内膜癌和绝经后乳腺癌等，其患病风险也会随着体重的增加而升高。

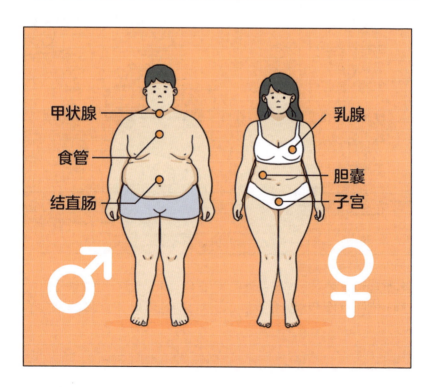

肥胖会增加肿瘤发生风险的原因有以下几个方面。

1 肥胖可引发慢性炎症，脂肪细胞变大缺氧，促进炎症因子（如肿瘤坏死因子-α）释放，这些炎症因子会使细胞不正常地疯长（异常增殖）且不易死去（凋亡），还会削弱免疫系统的功能。免疫系统的功能下降，使得肿瘤细胞更容易逃避免疫监视，进一步加速癌变的过程。

2 肥胖引起内分泌失调，使瘦素增多，刺激肿瘤细胞增殖存活。同时，使脂联素减少，失去抗炎作用。肥胖使女性雌激素等激素水平改变，也会刺激相关细胞增殖；例如，肥胖女性体内脂肪组织中的芳香化酶活性增强，导致体内雌激素水平持续升高，长期过高的雌激素水平会增加乳腺癌和子宫内膜癌的发生风险。

3 肥胖导致的**胰岛素抵抗**，会使胰岛 β 细胞加班加点地分泌更多胰岛素。这时，胰岛素及胰岛素样生长因子（IGF）成为肿瘤细胞眼里的"营养快线"，从而进一步出现了增殖、分化、存活等。

4 肥胖可引起脂肪组织线粒体**功能紊乱**，从而产生活性氧、炎症因子等，这些物质通过破坏DNA、蛋白质和脂质等，引发细胞恶变。

5 肥胖还会引起肠道菌群失调，使肠道"坏细菌"数量和种类增多、"好细菌"数量和种类变少，从而使肠道内毒素增多，这些毒素不仅会伤害肠道细胞，还可能增加肠道肿瘤的发生风险。

另外，肥胖相关因素还可能影响癌症治疗效果，如增加手术难度、降低化疗药物疗效、影响放疗敏感性等，导致复发率升高、生存率降低等问题。因此，肥胖可能真的会缩短寿命，这并不是危言耸听！

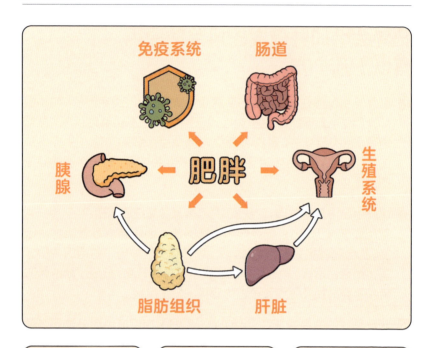

肥胖更容易得糖尿病吗？

的确如此。

中国超重和肥胖患者中，糖尿病患病率分别为 15.4% 和 21.1%，是正常体重人群糖尿病患病率的 2～3 倍。

在超重与肥胖人群中，首先，营养过剩会引起肝脏脂肪堆积，过多的脂质从肝脏溢出，在胰腺等部位沉积，引发胰岛 β 细胞功能障碍；其次，营养过剩也会导致早期胰岛素分泌减少，餐后血糖升高，基础胰岛素水平进一步升高以降低餐后血糖，形成高水平循环胰岛素，这进一步促进了脂质合成，更多脂肪向肝外输出。

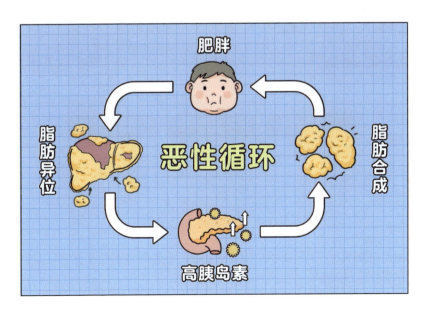

随着肥胖的加重,体内脂肪不仅在脂肪组织积累,还开始向肝脏等非脂肪组织异位沉积,这一过程会加剧胰岛素抵抗,最终形成肥胖→脂肪异位→高胰岛素→脂肪合成→肥胖的恶性循环,直到胰岛 β 细胞衰竭,胰岛素分泌下降,糖尿病发生。

胰岛素抵抗则会影响胰岛素的降糖作用,并损害胰岛 β 细胞功能,使血糖下降更为困难。

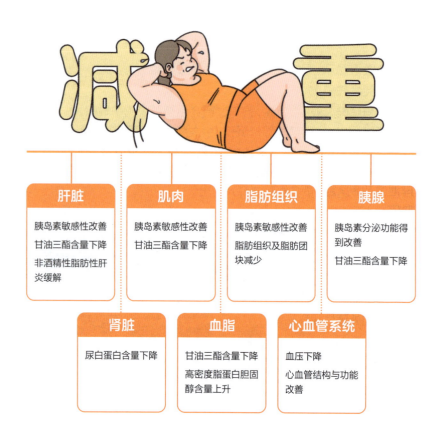

肝脏	肌肉	脂肪组织	胰腺
胰岛素敏感性改善 甘油三酯含量下降 非酒精性脂肪性肝炎缓解	胰岛素敏感性改善 甘油三酯含量下降	胰岛素敏感性改善 脂肪组织及脂肪团块减少	胰岛素分泌功能得到改善 甘油三酯含量下降

肾脏	血脂	心血管系统
尿白蛋白含量下降	甘油三酯含量下降 高密度脂蛋白胆固醇含量上升	血压下降 心血管结构与功能改善

因此减重治疗不仅可以带来体重的改变,还能有效改善糖尿病以及糖尿病相关并发症。

肥胖更容易引起尿酸升高和痛风吗？

 肥胖会显著升高血尿酸水平，并大幅增加痛风发病风险。

临床数据显示，肥胖人群患痛风的风险是正常体重者的2～3倍，且肥胖合并痛风患者较非肥胖痛风患者发病年龄更早、血尿酸水平更高、更易合并其他代谢疾病。

肥胖通过促进尿酸生成、抑制排泄等机制，直接加剧高尿酸血症。

外源性尿酸增加

肥胖者常摄入过量高嘌呤食物（如肉类、海鲜）和高果糖饮料，直接增加外源性尿酸来源。

尿酸合成增加

内脏脂肪堆积（尤其是腹型肥胖）促进嘌呤代谢，导致内源性尿酸合成增加。

尿酸排泄减少

肥胖引发的胰岛素抵抗会减少肾脏尿酸排泄，并增加尿酸重吸收。

而高尿酸血症是痛风发作的核心诱因。当尿酸水平持续高于正常范围，就会在关节局部形成尿酸钠晶体沉积，从而诱发局部炎症反应和组织破坏，导致痛风。

因此，保持正常体重是预防高尿酸血症和痛风的基石。临床建议超重或肥胖痛风患者可通过低嘌呤饮食、有氧运动以及必要时在医生的指导下进行药物治疗等多种方式综合干预来减轻体重，改善尿酸代谢，降低痛风风险。

性功能受影响，原来也有肥胖在作祟？——男性篇

A 这是真的！

肥胖不仅会影响外貌和身材，还会带来各种健康隐患，其中一项"隐形危害"就是悄悄地影响男性的"内在实力"，也就是**男性性功能障碍**。主要表现包括：

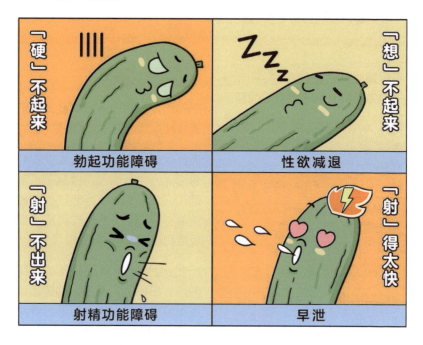

这是因为，肥胖会引起男性生殖内分泌功能异常。简单来说，男性肥胖患者体内出现了"内分泌失调"，即雄激素（睾酮）水平下降，精子的数量、形态和活力也会跟着下降，进而导致精子集体"罢工"；此外，

男性肥胖患者体内的催乳素和雌二醇（雌激素）水平反而会升高，这些"不速之客"也会影响到男性的"内在实力"。

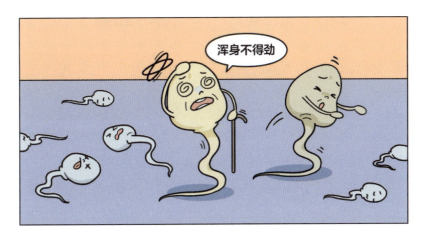

不仅如此，肥胖还会影响睾丸和附睾的正常形态，从而进一步影响精子的生长和发育，甚至可能增加不育的风险。

另外，男性肥胖患者往往因身体形象不佳而产生心理压力，如自卑、焦虑等，这些负面情绪给性功能又加了一层"枷锁"，让问题变得更加复杂。

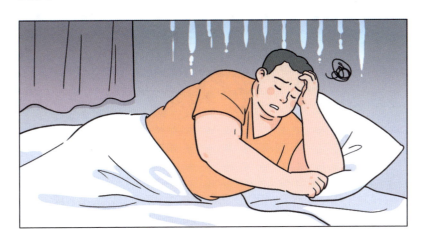

备孕许久没消息,医生为何让我先减重?——女性篇

 女性肥胖患者也会出现"内分泌失调",从而影响"孕"气。

随着女性体内脂肪组织增多,下丘脑-垂体-卵巢轴会受到影响,引起性激素失衡,使卵泡的发育、成熟和排卵都会受到影响,降低受孕概率。

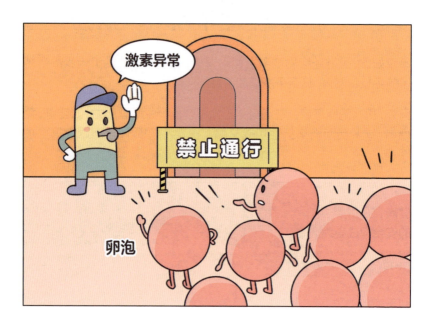

脂肪组织增多,还容易让胰岛素这位"血糖调节大师"罢工,**肥胖患者容易发生胰岛素抵抗**,使体内胰岛素水平上升,引起高胰岛素血症。胰岛素水平的升高会刺激卵巢和肾上腺,使它们分泌更多雄激素,从

而进一步加重激素失衡，影响女性排卵。此外，胰岛素抵抗还可能会干扰子宫内膜的正常生长和接纳受精卵的能力，使受精卵的着床变得更加困难。

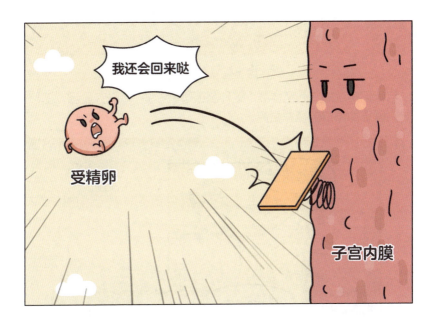

即使成功怀孕了，肥胖也会导致孕妇发生妊娠糖尿病、妊娠高血压、先兆子痫等并发症的风险显著增加。这些并发症不仅会危害母亲的身体健康，还可能导致早产、胎儿生长受限、胎盘早剥等情况发生，对宝宝的安全构成重大风险。

所以，**如果备孕许久没消息，就要先看看自己是不是超重或肥胖，如果确诊超重或肥胖，应先在医生指导下进行科学的减重治疗。**这不仅有利于增加"孕"气，也能让孕期过得更加平顺，让未来的小宝贝健健康康地来到这个世界上！

胖了更容易不开心，是真的吗？

 这是真的，肥胖人群患抑郁症的概率更高！

与我们常说的"心宽体胖"这种刻板印象不同，有研究显示，肥胖人群患抑郁症的概率更高。

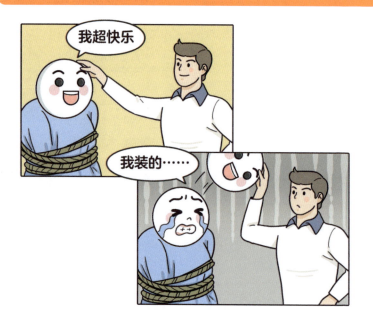

有研究显示，肥胖者患抑郁症的风险是普通人群的 1.48 倍。在我国45 岁以上的成年人中，超重和肥胖女性抑郁的患病率分别为 32.1% 和29.5%，超重和肥胖男性抑郁的患病率为 17.7% 和 16.2%。

体重的上升会增加身体的负担，让人更容易觉得累，还容易惹上一堆影响生活质量的慢性病。此外，现在社会中依然存在着对身材的偏见，肥胖者可能会因此受到不公平待遇，在就业、社交等方面受到困扰，进而影响心理健康。

他们可能因此产生自卑，从而陷入抑郁、焦虑等负面情绪的泥沼，甚至会陷入情绪性进食的恶性循环。

好在，肥胖人士可通过减重来重拾好心情。一项回顾性分析对1 135名体重减轻超过22.68kg的肥胖症患者进行了研究，发现在大幅度减轻体重前，抑郁症和焦虑症的患病率为42.5%和26.3%；在大幅度减轻体重后，抑郁症和焦虑症的患病率分别降低到32.3%和22.0%。

这样看来，积极减重可以帮助人们摆脱负面情绪的阴霾！

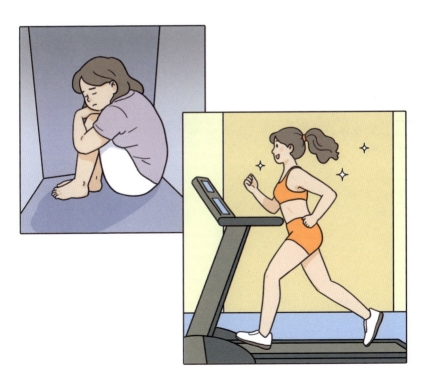

参考文献

[1] 中华医学会内分泌学分会. 肥胖患者的长期体重管理及药物临床应用指南(2024版)[J]. 中华内分泌代谢杂志, 2024, 40(7): 545-564.

[2] 国家卫生健康委员会肥胖症诊疗指南编写委员会, 张忠涛, 纪立农, 等. 肥胖症诊疗指南(2024年版)[J]. 中国循环杂志, 2025, 40(1): 6-30.

[3] 国家老年医学中心, 中华医学会糖尿病学分会, 中国体育科学学会. 中国2型糖尿病运动治疗指南(2024版)[J].中国运动医学杂志, 2024, 43(6): 419-452.

[4] 中国营养学会. 中国居民膳食指南(2022)[M]. 北京: 人民卫生出版社, 2022.

[5] 范建高, 徐小元, 南月敏, 等. 代谢相关(非酒精性)脂肪性肝病防治指南(2024年版)[J]. 实用肝脏病杂志, 2024, 27(4): 494-510.

第二章

减重这条路，
我应该怎么科学地走

01

减多少、
减多快才合适

如何测超重/肥胖程度？

 这份超实用的肥胖自测表，请收好！

超重/肥胖风险自测表

项目	诊断标准参考	符合左侧情况的请打√
BMI/（kg·m⁻²）	超重：24～28	
	肥胖：≥28	
腰围/cm	腹型肥胖：男性≥90	
	腹型肥胖：女性≥85	
腰臀比（腰围/臀围）	腹型肥胖：男性≥0.90	
	腹型肥胖：女性≥0.85	
腰高比（腰围/身高）	腹型肥胖：男性或女性≥0.5	
遗传	父亲比较胖（超重/肥胖）	
	母亲比较胖（超重/肥胖）	

续表

项目	诊断标准参考	符合左侧情况的请打✓
饮食	偏爱高能量、高脂肪、高糖、低膳食纤维的食物和饮料	
运动	每天久坐 > 2小时	
	每周运动时间不足150分钟	
精神压力	压力过大,导致暴食、压力性进食或使用精神科药物	
睡眠习惯	睡眠不足7小时	
	睡眠时间过长(正常睡眠时间为7小时)	
	昼夜节律失调	
疾病	如库欣综合征(皮质醇过多引起肥胖)、垂体瘤(引发激素失调)、甲状腺功能减退、肠道菌群失调	
服用药物	如类固醇药物中的泼尼松/氢化可的松	
	抗抑郁药物中的米氮平/曲唑酮/度洛西汀/阿米替林等	

注:*表格自测结果供参考,如条件许可,建议尽可能去正规医院评估体脂率或内脏脂肪。

如果在BMI、腰围、腰臀比打了✓,说明你已经肥胖/超重,其余的选项,勾选得越多,说明超重/肥胖风险越大,一定要引起重视!

如何为自己设置科学合理的减重目标?

 在减重过程中,每个人的减重目标都不一样,要根据具体的情况来量身定制。

个人最佳的体重目标应该是,达到能够让身心长久健康的体重,对于大多数超重/肥胖人群来说,也就是BMI、腰围、体脂率等指标都在正常范围内!

减重是场"持久战",不宜过快,同时,体重下降后的长期维持更重要。对此,《肥胖患者的长期体重管理及药物临床应用指南(2024版)》提出,肥胖症患者要想实现长期的减重目标,可分为2个阶段:**强化治疗期**和**治疗维持期**。

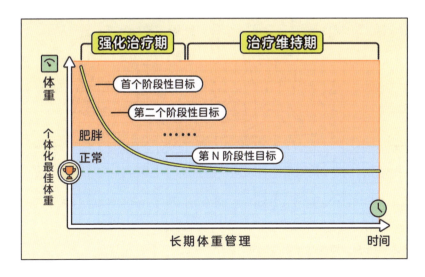

减重初期是强化治疗期，速度不宜过快。可根据个体情况分解为多个阶段，设立多个短期阶段目标并逐一实现。每个阶段可数周到数月不等，但一般不超过3~6个月。

比如：

年轻、并发症少或仅存在并发症风险的患者

减重初期可以计划3~6个月内减重10%~15%。

年长、并发症较多的患者

需要考虑减重安全性的问题，因此减重目标不宜太过激进，可以先定一个相对较缓和的阶段目标，首个阶段目标实现后，再设定下个阶段的目标，逐步实现个人最佳体重。

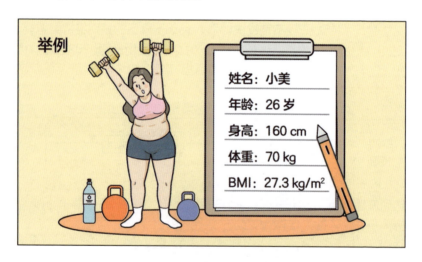

根据已有信息，我们来计算如何设置合理的减重目标：

1 离目标BMI相差多少：27.3kg/m²（实际BMI）-23.9kg/m²（目标BMI）= **3.4** kg/m²

2 目标应减掉多少体重：**3.4** kg/m² × 1.6m（身高）× 1.6m（身高）≈ **9** kg

3 目标应减掉多少比例：**9** kg ÷ 70kg ≈ **13%**

以上可得出，小美减重目标是13%。虽然减重初期计划3～6个月减重10%～15%，但小美是上班族，可能难以坚持，故减重目标可灵活调整，如首个阶段减10%，第二个阶段减3%。

减重计划表

减重时期	减重阶段	减重比例	计算方式（体重×减重比例）	分阶段	制定减重目标/kg	可达成BMI/（kg·m⁻²）
强化治疗期	首个阶段	10%	7kg	第1个月	1.75	26.7
				第2个月	1.75	26.0
				第3个月	1.75	25.3
				第4个月	1.75	24.6
	第二个阶段	3%	2kg	第5个月	1.0	24.2
				第6个月	1.0	23.8
治疗维持期	达到个人最佳体重后维持不变			……		18.5～23.9

达到健康体重后，便进入了治疗维持期，这个阶段的目标就是长期维持体重在个人的最佳体重范围内，好不容易减重成功，实现阶段化的胜利，**一定要将饮食、运动、情绪、作息等可能导致体重增加的因素控制好，避免体重波动和反弹。**

当自己难以评估减重目标和减重速度的时候，建议去健康体重管理门诊咨询专业医生。

什么是过度减重？

 本身就不胖（BMI、腰围、腰臀比等指标均在正常范围内），还在追求减重，那就是过度减重！

减重的目的是让自己更健康，而不是追求极端的体重数值下降。过度减重只会带来危害……

营养不良

节食、过度减重易导致营养不良，进而出现乏力、头晕、虚弱、畏寒、脱发、贫血等症状。

免疫力下降

长期过度减重，可导致营养缺乏，尤其是缺乏关键的维生素、矿物质和蛋白质，使得免疫系统的防御功能明显下降，易患感冒、发热等疾病。

神经性厌食症

过度减重，容易在心理上"迷恋"低BMI，进食的时候会刻意减少摄入量，甚至会进展为神经性厌食症，从营养不良逐步发展成全身各系统的并发症，严重者可造成多器官功能衰竭，甚至死亡。

心理健康问题

一味地追求"瘦"而过度减重，容易让人陷入体像焦虑（body image anxiety）或自我价值感下降的循环，这种心理负担可能进一步导致焦虑、抑郁、强迫症等心理障碍。

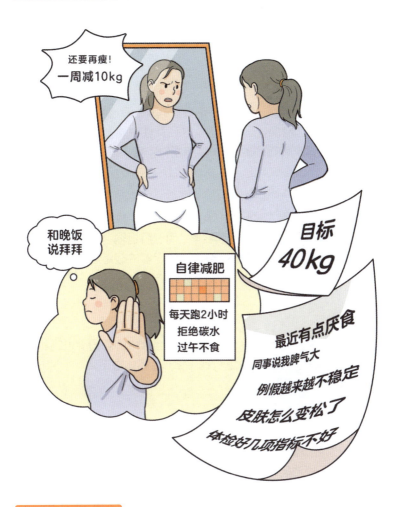

月经紊乱、闭经

长期节食、过度减重,会引起脂肪组织流失和内分泌失调,轻则月经紊乱,重则闭经、影响生育功能。

皮肤松弛

节食过度减重后,皮肤所需的营养供应不上,就会导致胶原蛋白、弹性

63

蛋白分解流失，进而出现皮肤弹性变差、脸颊凹陷、脸部线条下垂、泪沟、法令纹等问题。

骨质疏松

过度减重时，**身体脂肪和蛋白质储备减少，可能造成骨密度的显著降低，导致骨质疏松，增加骨折的风险**，这在女性中尤为常见。钙、维生素D等骨骼所需营养的缺失会进一步加剧骨密度下降。

脂肪肝

当人在节食、过度减重的时候，身体会动员脂肪提供能量，产生大量的游离脂肪酸，运输至肝脏中的脂质变多；而肝脏运输、分解脂质需要蛋白质，节食导致机体缺乏蛋白质，无法形成足够的载脂蛋白，造成脂肪无法被运出肝脏，久而久之，可能会形成脂肪肝。

胆结石

过度减重，尤其是严重的节食，可能会引起胆汁中的胆固醇过饱和，从而增加胆结石风险。此外，体重快速下降（每周体重下降＞1.5kg）也会使胆结石发病率上升。

更容易反弹

体重下降的速度过快，当身体没有足够的能量供应，就会进入"饥荒"模式，各器官不停地向大脑发出进食信号，一旦开始进食，身体就会拼命地"囤货"来对抗下次"饥荒"，这样一来就会出现体重反弹。最关键的是，快速减重时减掉的是肌肉，而反弹回来的却是脂肪。

总之，如果自己无法评估是否已经过度减重，可以去健康体重管理门诊，寻求医生的指导。

减重遇到平台期怎么办?

想要突破减重平台期,就要更为系统的运动、饮食计划及作息调整。

减重"平台期"是指当身体各系统、器官适应了能量负平衡状态,体脂含量就很难再下降的阶段。**一般出现在持续体重下降6~9个月后。**

平台期是身体的适应性反应,需通过饮食调整、运动多样化、作息优化综合突破。耐心执行一段时间后,体重通常会再次下降。可以尝试以下方式来突破减重平台期。

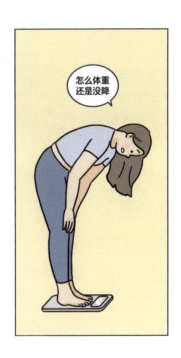

改变饮食计划

如可尝试"碳水循环饮食法"调整饮食结构,将高碳水、低碳水、无碳水,按特定的顺序组成循环,每餐依照预定饮食计划摄入。让机体代谢摄入呈波浪状,最大程度消耗脂肪储备。注意粗细粮搭配,高碳日粗细比例为6∶4,低碳日调整至8∶2,保证膳食纤维摄入(27~40g/天)。

突破平台期的宏量营养素推荐摄入比例

男性			
高低碳日营养素	高碳水化合物日	低碳水化合物日	无碳水化合物日
碳水化合物	每千克体重 2.00~3.00克	每千克体重 1.10~2.00克	0
蛋白质	每千克体重 2.20~2.80克	每千克体重 2.80~3.03克	每千克体重 3.00~3.50克
脂肪	每千克体重 0.44~0.77克	每千克体重 0.77~1.65克	每千克体重 0.77~1.65克
女性			
高低碳日营养素	高碳水化合物日	低碳水化合物日	无碳水化合物日
碳水化合物	每千克体重 1.98~2.20克	每千克体重 0.44~1.10克	0
蛋白质	每千克体重 1.65~1.98克	每千克体重 1.98~2.20克	每千克体重 2.20~2.70克
脂肪	每千克体重 0.44~0.66克	每千克体重 0.66~1.10克	每千克体重 0.66~1.10克
注意事项	在保证宏量营养素供应充足的情况下，要注意补充微量营养素和其他营养素。因此，在食物种类的选择上应强调多种类，通过选择多种食物来补充矿物质、维生素、水与纤维素等。		

改变运动计划

- **变换有氧、无氧：** 若平台期前纯有氧，则加入力量训练；若已是有氧和无氧结合训练，改为纯有氧或高强度间歇运动（HIIT）。

- **变换技术动作：** 将长期进行的减脂动作进行不定期变换，打破身体适应性。

- **改变运动时间及强度：** 理论上减脂训练时间控制在30~60分钟之间效率最高，在平台期过于顽固时，可延长训练时长、提高训练强度。

- **训练计划周期化：** 调整训练/休息日比例（如5练2休改为4练3休）。

优化生活作息

- **睡眠管理：** 将睡眠时长控制在6~8小时，尤其重视深度睡眠（占25%）；

- **规律进餐：** 三餐间隔4~6小时，三餐能量摄入比例可由3∶4∶3短时间内调整为2∶5∶3。

不合理的饮食、运动等减重方式，会带来哪些危害？

生活中常见的过度节食、暴汗运动等不合理减重方式，会对身体造成多方面损害。

不合理的饮食减重方式

虽然减重需要"管住嘴"，但过度节食往往会适得其反，例如，不吃晚饭，甚至一天只吃一顿饭，或长期完全不吃碳水化合物（主食）等方法，长期下来可能导致营养不良、新陈代谢减缓，甚至影响内分泌系统功能。

虽然过度节食者体重短期内会下降，但这种方法往往会消耗身体蛋白质，导致肌肉流失、代谢能力下降，甚至出现激素失调、营养不良、暴躁易怒等问题。一旦恢复正常饮食，身体会出现"饥荒补偿"反应，更容易导致体重反弹。

长期节食还可能对心理健康产生影响。很多人可能因过度节食而发展为体像焦虑，甚至导致进食障碍，如神经性厌食或神经性贪食，严重者会影响到日常生活和身心健康。

不合理的运动减重方式

减重还需要"迈开腿"，但"暴力减重"就像拔苗助长一样。例如，运动时穿暴汗服来大量排汗，实际减掉的是水分而非脂肪。这种方法容易让人失水，如果不及时补充水分和矿物质，可能引发电解质紊乱、脱水，甚至出现严重的低血压、头晕等症状。

此外,过度的剧烈运动可能对关节、肌肉和骨骼造成损伤,尤其是在身体没有足够营养支持的情况下。长期使用不当的运动方式,也可能导致运动损伤的发生,如韧带拉伤、肌肉劳损等。

总之,在减重过程中"管住嘴"和"迈开腿"都很重要,但不合理的方式反而会影响身体健康。建议选择科学的减重方法,如果拿不准,请咨询医生。

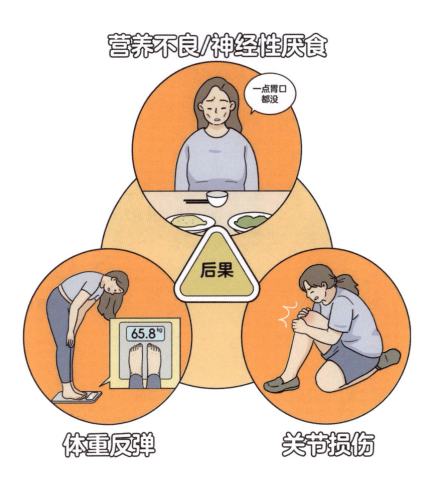

02

什么样的减重方案
才是科学有效的

什么是科学减重？

 科学减重是临床医生所认可的，能有效达成、能长期坚持、能远期获益的减重方式。

1 根据年龄、性别、健康状况、工作、生活习惯、心理特点等，设置合理的减重目标和科学的减重速度。

2 科学减重旨在通过合理、健康的方法减轻体重，这既包含生活方式的调整，也包含科学、合理的医学干预，包括安全的减重药物、减重手术、心理辅导等。

3 科学减重不仅要求实现成功减重，更希望帮助你走上一条能长期做好体重管理的道路，让身心长期保持稳定状态。

4 减重并不是终极目的，而是通过积极早期干预体重，进行与超重/肥胖相关并发症（如高血压、糖尿病、脂肪肝、高尿酸血症、肿瘤等）的早期预防和管理，从而不生病或者少生病，以有效延长寿命，提高生活质量，实现远期获益。

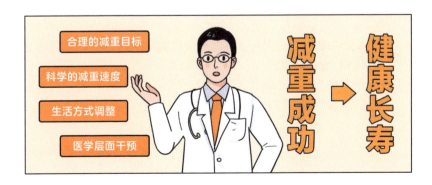

科学减重的方法有哪些?

 对肥胖人士而言，科学减重方法应结合多学科干预，必要时考虑药物或手术治疗。

多学科干预

多学科干预（结合饮食控制、运动和行为疗法）的减重效果显著优于单一减重方式，对肥胖人群的心理健康和社会生活起着积极的作用，且能更持久地维持体重，主要包括以下三部分。

- **饮食控制：** 饮食控制联合运动干预是治疗超重和肥胖的基石。限制热量摄入和选择低碳水饮食，避免高糖和高脂食物，帮助减重和改善代谢。建议增加膳食纤维摄入，选择低血糖生成指数（GI）食物，如全谷物、豆类和蔬菜，有助于控制血糖和增加饱腹感。（详见本书第三章第一节）

- **运动干预：** 运动是减重并维持健康体重的重要手段。结合有氧运动和抗阻运动，帮助减重，同时控制血压、血脂，以及改善胰岛素敏感性。建议每周进行至少150分钟的中等强度有氧运动，如快走、游泳或骑自行车，并结合每周两次的抗阻训练。（详见本书第三章第二节）

- **心理及行为治疗：** 肥胖人士可能常伴有情绪问题，如抑郁、焦虑或进食障碍，通过心理评估与治疗，可帮助缓解情绪问题。常用的心理干预方法包括认知行为疗法（CBT）和正念疗法，帮助患者建立健康的饮食和运动习惯。（详见本书第八章）

药物治疗

当生活方式干预无法达到减重目标，可在医生的指导下进行药物治疗。

医生会根据个人健康状况选择合适的药物，确保治疗安全有效。（详见本书第五章）

手术治疗

对于重度肥胖或有严重健康问题的人群，可在医生评估确认后，通过减重手术缩小胃容量和减少小肠吸收，更加快速有效地减重并改善肥胖相关疾病。（详见本书第六章）

科学减重方案能够帮助肥胖人群安全有效地实现减重目标，需要在专业人士的指导下进行。

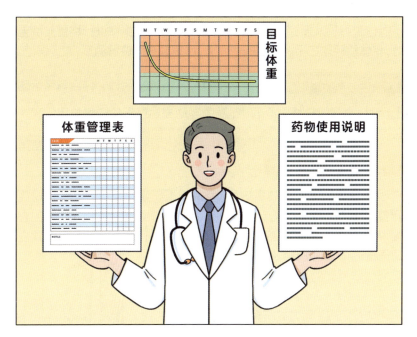

减重期间怎么正确称体重?

正确称体重有助于更好地管理体重,实现科学减重,建议注意以下几件事。

每天固定时间称体重

由于人的体重一天内会不断波动,建议在每天固定时间进行体重测量。最佳称重时间为清晨,即排便后、进食前。此时经过一夜的睡眠,前一天摄入的食物已基本消化,可排除前一天进食量对体重波动的影响,这样每天的体重数据也更具可比性。

用同一台体重秤称重

不同体重秤精准度存在差异,建议使用同一台体重秤进行称重。称重时,将体重秤放在平坦坚硬的地面上,尽量放在同位置测量,减少误差。

保持同样姿态和穿着

上秤时,应保持身体重心居中,避免晃动或站在秤的边缘位置。建议每次穿着尽可能一致,以减小因衣物重量不同造成的误差。

定期称重和记录体重

定期称重有助于监测减重进展,及时调整饮食或运动计划。研究表明,高频率称重(每周≥6天或每天1次)有助于控制体重,更易实现体重减轻,且降低体重反弹的风险。即使不便每日记录,每隔1~2个月称重1次,也有助于评估长期的生活方式干预效果。

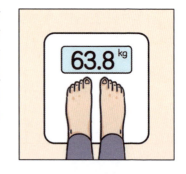

为什么饮食和运动要贯穿减重的始终?

A 减重的核心在于"热量赤字"(能量消耗 > 能量摄入)。限制能量摄入(饮食管理)+ 增加能量消耗(运动干预),是治疗超重/肥胖的首选方案。

饮食管理的意义不仅在于减少能量摄入,有效减轻体重,饮食结构的调整还能够长期改善血糖、血压、血脂、胰岛素抵抗等代谢问题。限制总能量摄入、维持机体能量摄入与消耗之间的负平衡状态是体重减轻的关键。而饮食结构、进食方式和进食时间同样是影响减重的重要因素。

运动在长期的体重维持中不可或缺,长期的规律运动还有利于改善腹型肥胖,控制血压,降低心血管疾病风险。

科学减重并非短期冲刺,而是一场与身体进化本能的持久博弈。减重到一定阶段,机体会通过增加食欲、改变饮食偏好、降低基础代谢率等代偿机制来抵抗体重的减轻,使减重进入平台期,甚至反弹。而通过长期饮食控制、增加体育锻炼,能更好地维持减重效果,防止体重反弹。

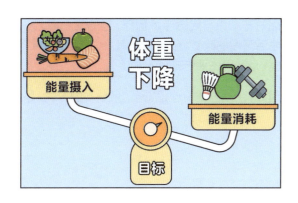

应该先进行生活方式管理，还是先用药或手术？

 先进行生活方式管理。

减重应采取循序渐进、阶梯化治疗模式，优先从生活方式干预开始，无效后再考虑药物或手术。

对于 BMI ≥ 24kg/m² 的所有人，均应以接受营养、运动、心理指导为全程基础管理。在此基础之上，可以根据超重和肥胖程度、肥胖症相关疾病（如血糖异常、高血压等）的发生风险和程度，根据生活方式管理的效果，再来决定是否联合药物或手术治疗。

《肥胖症诊疗指南（2024 年版）》推荐：当超重且伴有至少一种体重相关合并症（如高血糖、高血压、血脂异常、脂肪肝、阻塞性睡眠呼吸暂停综合征、心血管疾病等），通过生活方式干预无法达到减重目标时，可在生活方式干预的基础上联合应用减重药物治疗。肥胖症通过生活方式干预无法达到减重目标时，可以考虑在生活方式干预的基础上联合应用减重药物治疗。

而对于减重与代谢手术治疗，它的禁忌证之一：不能配合术后饮食及生活习惯的改变，依从性差者。也就是说，选择手术治疗，也离不开饮食、运动等生活方式的管理。

因此，生活方式管理是安全、低成本的方式，是所有减重人群的首选。

参考文献

[1] 中华医学会内分泌学分会. 肥胖患者的长期体重管理及药物临床应用指南(2024版)[J]. 中华内分泌代谢杂志, 2024, 40(7): 545-564.

[2] 曲伸, 陆灏, 宋勇峰. 基于临床的肥胖症多学科诊疗共识(2021年版)[J]. 中华肥胖与代谢病电子杂志, 2021,7(4): 211-226.

[3] 国家卫生健康委员会肥胖症诊疗指南编写委员会, 张忠涛, 纪立农, 等. 肥胖症诊疗指南(2024年版)[J]. 中国循环杂志, 2025,40(1): 6-30.

[4] 王岳鹏, 臧丽, 母义明. 中国肥胖的现状及管理[J]. 中华内科杂志, 2023,62(12): 1373-1379.

[5] 中华医学会健康管理学分会, 中国营养学会临床营养分会, 全国卫生产业企业管理协会医学营养产业分会, 等. 超重或肥胖人群体重管理流程的专家共识(2021年)[J]. 中华健康管理学杂志, 2021,15(4):317-322.

第三章

战斗吧，
日常生活也能"甩肉"

01

管住嘴，吃得对
比吃得少更重要

减重应该怎么吃？

饮食要控制总能量摄入，保证合理膳食，确保优质营养素的摄入；合理控制油、糖、盐的摄入。

控制总能量摄入是体重管理的关键。可通过以下2种方式计算每日所需能量。

使用在线能量计算器或减重相关APP

根据个体基础代谢率和身体活动量来确定每日实际所需能量，超重和肥胖人群建议摄入每日所需能量的75%~80%。

能量系数算法

第一步：确定理想体重。

用身高（cm）的数值减去105，估算自己的理想体重（kg）。

第二步：根据个人活动水平选择能量系数。

卧床者15kcal/kg；

轻度活动者20~25kcal/kg；

中度活动者30kcal/kg；

高强度活动者35kcal/kg。

第三步：计算每日所需能量。

将理想体重（kg）乘以选定的能量系数。

这个方法结合了身高、体重和活动水平，能更准确地反映成人在理想体重下的每日能量需求。

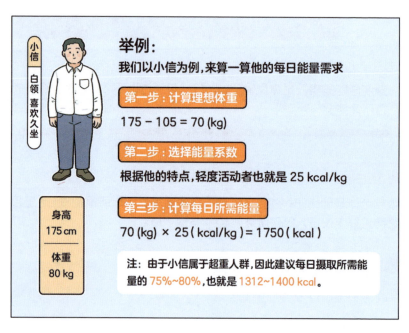

举例：

我们以小信为例，来算一算他的每日能量需求

第一步：计算理想体重

175 - 105 = 70 (kg)

第二步：选择能量系数

根据他的特点，轻度活动者也就是 25 kcal/kg

第三步：计算每日所需能量

70 (kg) × 25（kcal/kg）= 1750（kcal）

注：由于小信属于超重人群，因此建议每日摄取所需能量的75%~80%，也就是1312~1400 kcal。

控制总能量摄入的同时，还需优化饮食结构，确保摄入多样化的食物，平衡膳食结构。具体内容详见第三章第一节中"怎么吃才能更有效控制摄入总热量？"和"怎么吃才能优化饮食结构？"

合理摄入糖、盐、油

减重期间饮食要清淡，严格控制脂肪/油、盐、添加糖的摄入量，每天食盐摄入量不超过5g，烹调油不超过20～25g，添加糖的摄入量最好控制在25g以下。

节食对体重管理有哪些影响?

 节食会降低基础代谢率,是不健康的减重方式。

需要提醒的是,节食等不健康的减重方式反而会降低基础代谢率。

因为长期能量摄入过少,身体会以为遇到了"饥荒"而进入"饥荒模式",因此只能在生理能耗方面"节衣缩食",降低基础代谢来节省能量,以求渡过难关。与此同时,肌肉在这个过程中也会快速流失,能量消耗也随之减少,造成基础代谢率进一步下降。

更糟糕的是,当你恢复以往的能量摄入量时,基础代谢率并没有随之回升,导致能量摄入过剩,因此会进入减重平台期,甚至出现体重反弹。这就是节食减肥容易反弹甚至更胖的原因,与基础代谢率的降低息息相关。

怎么吃才能更有效控制摄入总热量？

 减少高能量食物摄入，增加高纤维食物摄入，清淡饮食，限制饮酒。

- **减少高能量食物：** 高能量食物的热量通常每100g超过400kcal，如油炸食品、含糖烘焙糕点、糖果、肥肉等。

- **增加高纤维食物：** 多吃全谷物、蔬菜和水果等低能量、高纤维食物，每日摄入纤维至少25g，有助于增加饱腹感，能更好地控制体重。

- **清淡饮食：** 严格控制脂肪/油、盐和添加糖的摄入。每天食盐摄入量不超过5g，烹调油不超过20~25g，添加糖控制在25g以下。烹饪时避免油炸，尽量选择蒸、煮等健康方式。同时，购买食品时要关注营养标签，选择低糖、低钠、低脂肪以及低碳水化合物的食物。

- **限制饮酒：** 每克酒精带来约7kcal的能量，远高于同等质量的碳水化合物和蛋白质。同时，酒精几乎不含营养成分，应尽量少喝。

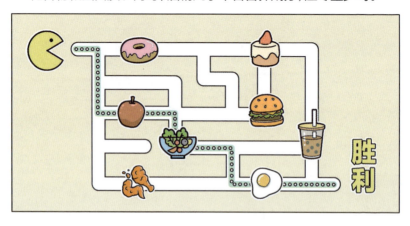

怎么吃才能优化饮食结构？

 建议每日摄入的蛋白质、脂肪和碳水化合物三大供能物质分别占总能量的20%～25%、20%～30%和45%～60%。

每日营养素摄入

营养素	每日摄入量建议	食物选择	身体益处
蛋白质	占供能比的20%～25%，摄入量为体重的1.5～2.0g/kg	优质蛋白质：瘦肉（如鸡胸肉、牛肉）、鱼类、豆类、坚果及奶制品等	降低体重的同时有助于维持肌肉质量，并改善代谢健康
碳水化合物	占供能比的45%～60%，以淀粉类复杂碳水化合物为主，膳食纤维25～30g	高纤维碳水化合物：燕麦、糙米、玉米、红薯等	合理控制碳水化合物的摄入，有助于稳定血糖，减少胰岛素分泌，促进脂肪燃烧，帮助减重，同时还能保护心血管健康
脂肪	占供能比的20%～30%，过低或过高都会导致饮食结构不平衡	健康脂肪：橄榄油、坚果、鱼类（富含n-3多不饱和脂肪酸的海鱼或鱼油），但要限制摄入饱和脂肪和反式脂肪	摄入健康脂肪有助于改善血脂水平和心血管健康
维生素	蔬菜300～500g甚至更多，其中深色蔬菜的摄入量应占一半以上	富含维生素的水果和蔬菜：维生素C（如柑橘、猕猴桃）、维生素A（如胡萝卜、菠菜）、维生素E（如坚果）	减重的同时补充维生素，可以增强减重效果

减重是一场"持久战"，需要耐心与坚持。让我们从每一餐开始，科学调整饮食，更高效地达成减重目标吧！

如何养成规律饮食习惯？

关键在于定时定量、均衡饮食、细嚼慢咽，并保持心情愉悦。

以下是一些实用的方法。

- **定时定量进餐：**保持一日三餐时间相对固定，避免因饥饿反应引起过量进食，定时定量规律进餐有助于控制总能量摄入。

- **重视早餐：**早餐有利于维持血糖稳定，提高机体胰岛素敏感性，避免禁食过久导致胃饥饿素浓度升高进而引发食欲过旺。

- **限制夜宵和晚餐量：**吃晚餐时间建议在17:00—19:00，避免因吃得过晚或过饱而影响身体代谢与睡眠质量。晚餐后不宜再进食，少吃夜宵。

- **吃饭时要细嚼慢咽：**细嚼慢咽有利于减少总食量，增加饱腹感，降低饥饿感。

- **合理安排进餐顺序：**先吃蔬菜、再吃肉类、最后吃主食，有助于减少高能量食物摄入。

养成规律饮食习惯不仅是在调整饮食方式，更是在重塑与食物的健康关系，为生活注入新的活力与希望。

还要提醒大家，如果一段时间后，仍未见到减重效果，甚至出现"越减越胖"的情况，建议尽快就医。可以咨询内分泌科、营养科或者健康体重管理门诊的医生，获取科学的减重方案！

不吃早餐或晚餐就能减重，是真的吗？

不吃早餐或晚餐并不能有效帮助减重，反而可能引发代谢紊乱、营养摄入不足和饥饿补偿效应等。

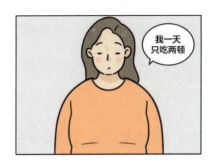

- **代谢紊乱：** 长期跳过早餐或晚餐会打乱身体代谢节律。例如，不吃早餐可能会导致胆囊内胆汁储存时间过长，造成胆固醇过饱和并析出结晶，最终形成胆囊结石，还会引发胆囊收缩功能减弱，进一步导致胆汁淤积，增加胆囊炎风险。晚餐缺失则可能影响睡眠质量，影响第二天的工作和学习。

- **营养摄入不足：** 省去两餐易导致蛋白质、维生素等必需营养素缺乏，可能出现脱发、免疫力下降等问题。

- **饥饿补偿效应：** 每天少吃一餐饭，看似能量摄入减少了三分之一，但过度饥饿可能会引发下一餐的暴饮暴食，且身体会"反应性"地提升对食物的吸收效率，最终反而增加了全天的总热量摄入，进而达不到实际的减重效果。

减重期间，该怎么吃鸡蛋？只吃蛋白不吃蛋黄吗？

 每天吃1～2个鸡蛋，且蛋白、蛋黄一起吃。

鸡蛋是易于吸收且能帮你减少饥饿感的优质蛋白

鸡蛋是优质蛋白质的极佳来源，每100克鸡蛋约含13克蛋白质。此外，蛋白质所需消化时间较长，可延缓胃排空，有效减少饥饿感，帮助在减重期间控制全天总热量的摄入。

蛋白、蛋黄应该一起吃

鸡蛋是个宝，除了蛋白质外，蛋黄含有大量的A、B、D、E族等维生素，可促进钙吸收、抗氧化、助力能量代谢。此外蛋黄中含有矿物质，如能预防贫血的铁，能增强免疫力的锌等。蛋黄中还含有丰富的卵磷脂，能乳化胆固醇，调节血脂代谢，保护心血管，还能促进脑健康。因此不建议将蛋白和蛋黄分开吃。

减重的人，应该保持每天吃1～2个鸡蛋

减重时易流失肌肉，而鸡蛋中的蛋白质能减少肌肉分解，维持较高的基础代谢率，促进脂肪燃烧。有研究表明，每天吃1～2个鸡蛋是健康且安全的。

怎么正确喝水，更有利于减肥？

 小口、多次、慢慢喝够，才叫"有效饮水"。

减重有一个误区就是不敢喝水，觉得喝水多反而会体重增加，喝水多会引起水肿造成外观不佳，还会有人担心喝水太多会水中毒，但其实这些都是误区。每天喝4升水，且不排尿，才有可能会引发健康问题。

对于减重来说，水分摄入是非常重要的

- 首先，水是人体新陈代谢的必需媒介，脂肪分解的每个环节都需要水分参与。充足的水分摄入可以提高基础代谢率，加速热量消耗。
- 此外，喝水还能及时传递给大脑肚子已经饱了的信号，进而减少饥饿感，减少能量摄入。

减重期间每天要喝多少水呢

有一个公式可以帮助你计算饮水量：**体重（kg）× 30～40（ml/kg）**

举例而言，体重60kg者每日需饮水1 800～2 400ml。如果你进行高强度运动或者天气炎热，可以多饮水，以更好地完成新陈代谢。

减重期间如何"有效饮水"呢

不要一口气喝一大杯水，应小口、多次、慢慢喝，才能有效补水，让你的水分更有效参与代谢。此外，关于喝水时间，建议晨起就喝一杯水，启动代谢；两餐之间小口喝水，既能减少饥饿感，还能起到清洁口腔的作用；运动前30分钟喝水，运动后少量多次补水。

"16＋8"和"5＋2"模式是什么?

 "16＋8"和"5＋2"都是轻断食的不同方式。

"16＋8"轻断食模式

16小时禁食＋8小时进食，如12:00到20:00吃饭，其余时间不吃东西。既往曾有许多明确的高证据等级研究支持这种饮食法的短期获益，认为它不仅有助于减重，还可以帮助改善血压、血脂和血糖等。但也有研究发现其潜在危害，如可能增加心血管疾病死亡风险和脱发风险等。

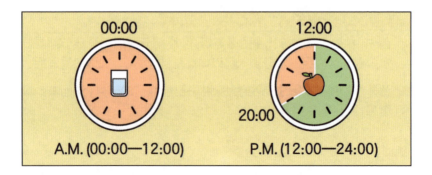

"5＋2"轻断食模式

每周5天正常饮食＋2天(非连续)摄入平常1/4热量(女性500kcal/d，男性600kcal/d)。研究表明，这种模式能有效减少体脂，调节血糖、血脂，改善胰岛素敏感性，延缓衰老及减少肿瘤的发生风险，适合各类有减重需求的人，可以根据耐受情况长期应用。

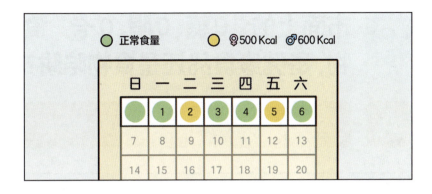

值得注意的是，无论是"16 + 8"还是"5 + 2"或其他方式的轻断食模式，都要经医生评估再开始。

● 一方面，轻断食本身具有适应人群，不适于孕妇、儿童、年轻人等需要足够能量完成生长发育和身体活动的人群。

● 另一方面，轻断食并非简单的一顿不吃、一天不吃，在医学上是一种非常严谨的、用于治疗肥胖及其他代谢类疾病的营养治疗方案，对于断食时间、断食频次、断食期间营养供给都有非常明确的规定，并要根据代谢状态和身体状况，在临床营养（医）师指导和临床监测下进行。

因此，"16 + 8"和"5 + 2"轻断食模式都要在专业人员的指导下安全进行。

市面上的"0糖、0脂、0卡"食物，是健康食品还是食物陷阱？

A 是健康食品还是食物陷阱，主要取决于配料表。

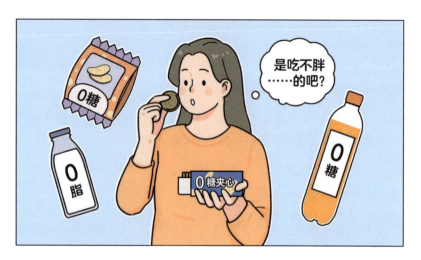

0糖 ≠ 没有糖

"无糖食品"是指不含食糖，即不含蔗糖（包括甘蔗糖和甜菜糖）和淀粉糖（如葡萄糖、麦芽糖和果糖），但允许含有代糖，比如糖醇类、甜菊苷、阿斯巴甜等甜味剂。

另外，虽然"无糖食品"要求固体或液体食品每100g/100ml的含糖量（这里指食糖）不高于0.5g，并不代表完全没有糖。

即使蔗糖和淀粉糖含量比较低，也要小心。比如无糖饼干和无糖蛋糕，虽然不含蔗糖，但主要原料是淀粉和油脂。这些成分会被代谢转化为葡萄糖，进而升高血糖。

0脂 ≠ 低热量

根据《食品安全国家标准　预包装食品营养标签通则》（GB 7718—2025），脂肪不高于0.5g的产品，可贴上"无脂""0脂"的标签。所以，并不代表完全不含脂肪，"脱脂牛奶"就是一个典型例子。许多低脂食品为了改善口感，往往会增加糖分或其他高热量成分，总热量并未真正降低。

0卡 ≠ 无能量

常见的"0卡"食品有代糖饮料、魔芋果冻等。根据《食品安全国家标准　预包装食品营养标签通则》（GB 28050—2025）规定：如果每100g固体食品和每100ml液体食品的能量 ≤ 17kJ，就可标注为"0卡"。这类食品能量极低，有助于控制热量摄入。

添加了代糖的"0卡"食品还是要慎重。

一方面，长期食用代糖可能会增加人对甜味的渴望，只提供甜味，缺少能量，反而会增加食欲。另一方面，研究表明，过量摄入代糖可能导致出现血压升高、糖尿病的发病风险增加、肠道微生物群失衡等健康问题，世界卫生组织也不建议用代糖来控制体重。

睡前忽然感觉特别饿，怎么办？

A 先评价饥饿类型，若坚持不住，选择低热量、易消化的食物。

很多人在减重过程中白天都能坚持，但睡觉前会突然觉得饥饿难耐，进而前功尽弃。"早上一个鸡蛋，中午一个苹果，晚上八个骑手"。一定要注意了，因为这时候你每吃一口，都可能让你一天的减重努力前功尽弃。所以，科学减重并不推荐你白天过度控制饮食，应该根据一天的进食总量、营养和种类，做好提前规划和均衡。

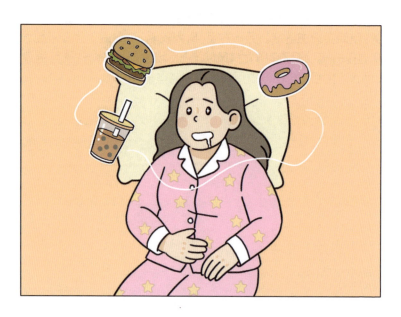

如果睡前确实饿了,营养学家给你几种推荐。

1 喝水,借着水带来的饱腹感马上睡觉。

2 找一点高纤维且低脂肪的主食,比如说一片全麦的低 GI 饼干,用一口一毫米的速度,一点点去吃,去咀嚼,得到满足感后马上睡觉。

3 吃半斤生菜或者一根黄瓜这种热量极低的蔬菜,不吃高糖、高脂零食,以免引发血糖波动和热量超标。

此外,你还可以建立正向的心理暗示,将轻微饥饿感视为脂肪燃烧的信号,通过自我暗示强化减重决心。

服用益生菌，是否有助于减重?

部分特定益生菌，可能作为辅助手段，以帮助超重和肥胖人群适度降低BMI、腰围、臀围和体脂率，但其效果因人而异，不能替代饮食与运动。

肠道菌群在食物消化和能量吸收中扮演重要角色，与能量代谢和肥胖关系密切。

人类肠道菌群大约1 000多种，当有益菌群减少、潜在有害菌群增加时，肠道菌群失调，可能导致代谢紊乱，诱发超重和肥胖。

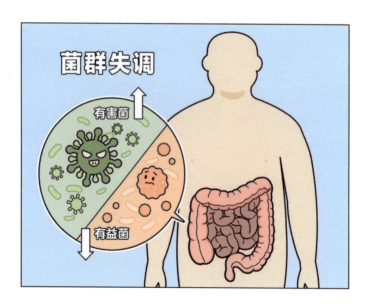

益生菌如何帮助减重

通过调节肠道微生态，抑制有害菌过度繁殖、改善肠黏膜功能、免疫调节及能量调节作用，从而改善肥胖人群肠道菌群紊乱状态，改善机体糖脂代谢，抑制炎症反应，以达到控制体重的目的。

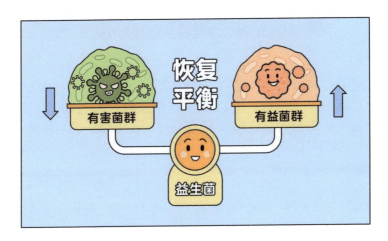

有研究显示，补充益生菌可以帮助超重和肥胖人群降低BMI、腰围、臀围和体脂率，改善与肥胖相关的代谢指标，如降低甘油三酯和空腹胰岛素水平，对健康产生积极影响。

近年来，科研人员持续深耕探索，静待更多临床研究来揭示真相。

减重期间，可以喝饮料吗？

尽量少喝或不喝，多喝水，每天饮水1 500 ~ 1 700ml。

减重期间不建议喝太多饮料，因为市面上大多数饮料都含有大量添加糖，是减肥的大敌。《中国居民膳食指南（2022）》建议：每天糖摄入量最好控制在25g以下，不超过50g。然而一瓶柠檬茶或者碳酸饮料就已经超标。

即使标注了"无糖"或者"0糖"的饮料也要少喝，因为"0糖"只是不含蔗糖（包括甘蔗糖和甜菜糖）和淀粉糖（如葡萄糖、麦芽糖、果糖），但可能含有代糖，而长期食用代糖可能导致胰岛素抵抗，增加糖尿病的发病风险。

减重期间建议每天喝水至少1 500 ~ 1 700ml，并养成少量多次饮水的习惯。因为当你感到口渴时，身体其实已经轻微脱水，这会降低新陈代谢率和能量消耗，不利于减重。

因此，为了更有效地减重，应尽量少喝或不喝饮料，多喝水！

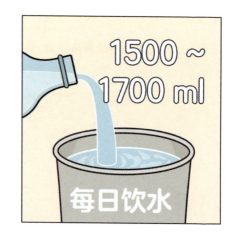

减重期间，哪些水果建议吃？

 建议少吃高热量水果，选择水分多、含糖量低、热量低的水果。

水果中的果糖是一种很容易被消化吸收的糖分，摄入过多会导致能量超标，引起血糖波动，不利于减重。因此，减重期间，建议选择含糖量少、热量低的水果。

常见水果热量表

种类	数量	热量/kcal
西瓜	1块（160g）	50
橘子	1个（120g）	50
梨	1个（200g）	102
苹果	1个（200g）	106
香蕉	1根（120g）	103

如苹果、梨、橙子、橘子、西瓜、桃子、葡萄、樱桃等，都属于热量相对较低的水果，含糖量在10%以下；而香蕉、冬枣、荔枝、桂圆、榴莲等水果，含糖量在15%以上，建议少吃。

需要特别警惕尝起来不甜，但是热量很高的水果，如山楂含糖量高达22%，是草莓的两倍。

另外，水果建议直接吃，不榨果汁，少吃果干。因为一旦将水果榨汁饮用，很容易一次性摄入更多糖分。比如一次性喝500ml橙汁相当于吃下2～3个橙子，摄入的糖分和热量无疑大大增加。果干是由水果脱水后制成，不仅会损失维生素等水溶性营养素，还会将糖分大大浓缩。这样一来，同样重量果干的热量，远远高于新鲜水果，不利于控制总热量的摄入。

减重期间，哪些主食建议吃？

 以全谷物为主，选择清淡的烹饪方式，千万不要为了减重不吃主食。

> 主食通常指传统意义上的粮食，含淀粉较多，钠盐含量少，几乎不含脂肪。如大米、面粉、小米及其制品，杂豆类（绿豆、赤小豆、豌豆等）和薯类（马铃薯、红薯、芋头、山药等）。

大部分人认为，主食是碳水化合物，容易让人发胖。事实上，影响体重最关键的是热量，而非碳水化合物本身。合理控制摄入热量，才是减重关键。

不能为了减重而选择不吃主食。 事实证明，碳水化合物（即主食）作为人体三大营养素之一，一旦摄入不足，血液中的有毒废物不能及时排出，会造成肤色黯淡、脸色难看，还会使大脑供糖不足，对大脑健康造成危害。

烹饪方式也是导致主食热量加倍的原因，如炒饭、比萨、油条、油饼、锅贴等。这些食物在制作过程中加入了大量盐和油，无形中造成热量摄入超标。

- **主食选择：** 以全谷物为主，至少占主食的一半，适当增加粗粮（如糙米、小米、荞麦、燕麦等）并减少精白米面摄入。

- **烹饪方式：** 最好选择蒸或煮，这样既保留营养，又能少油少盐。

02

迈开腿，
这么做更高效

什么是有氧运动？

 持续时间较长、有节奏的、可以调动大肌肉群的运动，如长跑、游泳等。

有氧运动是通过有氧代谢供能的运动，比如快走、长跑、游泳、跳广场舞和长距离骑行等。这些运动持续时间较长、有节奏性，可以调动大肌肉群，消耗大量热量和脂肪，长期坚持对减脂很有帮助。

依据运动强度，有氧运动可分为低强度、中等强度和高强度三种类型（详见附录3　常见身体活动强度和能量消耗表）。

不同程度运动强度类型及运动时间推荐

运动强度	类型	运动时间推荐
低强度	跳广场舞、日常走路、遛狗、瑜伽、踩椭圆机	儿童青少年：进行中高强度的全身性有氧运动至少150分钟/周，30～60分钟/天，4～7天/周； 成年人：进行中等强度有氧运动至少150分钟/周，30～90分钟/天，3～7天/周； 老年人：进行适当中低强度有氧运动至少150分钟/周，3～5天/周； 孕产妇：进行中低强度有氧运动15～30分钟/天，运动3～5天/周，以步行、游泳为主
中等强度	登山、游泳、骑自行车、慢跑、健步走	
高强度	球类运动、拳击、快跑、快节奏健美操	

肥胖人群往往面临关节负担重、代谢紊乱等困扰,应选择对身体负担较小的中低强度的有氧运动。比如,游泳既能锻炼全身肌肉,又能避免关节损伤;慢走、踩椭圆机、瑜伽以及太极拳等,对下肢关节负重较小,适合长期坚持。(具体内容详见第三章第二节中"肥胖人群的运动总原则是什么?""超重、轻中度肥胖人群该如何运动?""重度肥胖人群该如何运动?")

减重是一个循序渐进的过程,并非一蹴而就。超重/肥胖人群在进行有氧运动时要适当调整强度。

什么是抗阻训练？

 指依托自身的力量来克服外界阻力的活动，可以提升肌肉力量和含量。

有研究证实，抗阻训练能够促进生长激素和胰岛素样生长因子水平升高，有效增加肌肉力量和肌肉含量。**肌肉力量增加有助于改善胰岛素抵抗，肌肉含量提升能加快基础代谢，帮助燃烧多余脂肪。**

根据不同的训练方式和所使用的阻力，抗阻训练大致分为三种类型。

抗组训练分类、特点、举例及运动频率和时间推荐

分类	特点	举例	运动频率和时间推荐
以自身重量作为阻力的训练	利用身体本身的重量做训练，不需要器材，操作便利；弊端是没有渐进的阻力，以及不能专注于某一肌肉或肌群的练习	深蹲、俯卧撑、引体向上、开合跳	儿童青少年：3～4次/周，隔天进行； 成年人：2～3次/周，隔天进行； 老年人：2次/周，隔天进行，加强平衡锻炼
固定健身器械练习	安全有支撑的架构产生直接的、可变化的阻力，锻炼某一局部肌群的效果最佳	夹胸机、倒蹬机、高位下拉训练器	
自由器械杠铃/哑铃练习	能够实施全幅度运动、多角度及渐进式阻力的锻炼；弊端是易受伤且需较长时间的技巧学习	杠铃、哑铃	

超重/肥胖人群应结合自身健康状况和运动能力，在专业人员的指导下制订适合自己的抗阻训练计划。

肥胖人群的运动总原则是什么？

 首先要注重安全，其次都是其次，具体可参照以下三点。

注重安全大前提

在医生等专业人士的指导下，根据BMI、体能、基础疾病和肥胖症相关疾病制订个性化运动处方，并进行动态评估，实时根据心肺功能和健康状况的改善逐渐增加运动总量和强度。

三管齐下更高效

有氧运动可以帮助燃烧脂肪；抗阻训练能保持肌肉弹性，增加肌肉质量，从而提升基础代谢率；拉伸则能增强身体柔韧性，放松肌肉并减少受伤风险。多项研究表明，超重/肥胖患者应当采用有氧运动和抗阻训练相结合的运动方式，并辅以拉伸。

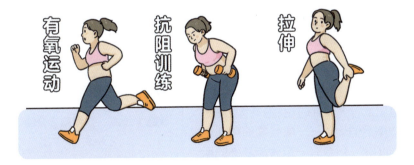

选择喜欢的运动

不管是超重、轻中度还是重度肥胖的人群，都应该根据个人兴趣选取运动形式，这样才能坚持下去。同时还要进行生活方式干预，避免过度节食或暴饮暴食等不良行为。

超重、轻中度肥胖人群该如何运动？

 有氧运动＋抗阻训练两手抓，高强度间歇训练也是个不错的选择。

对于**超重、轻中度肥胖（ 24kg/m² ≤ BMI < 37.5kg/m² ）**人群，有氧运动或有氧结合抗阻运动是减重的主要运动方式。

建议从低、中强度有氧运动开始，比如走路、慢跑、游泳，每周至少进行150分钟中等强度运动，循序渐进，逐渐达到每周250分钟中等至较高强度运动，比如拳击、快节奏健美操等。同时，每周加入一些抗阻训练(俗称"撸铁")，比如使用哑铃、壶铃等进行训练。

如果平时比较忙、觉得运动太枯燥，这里推荐一个耗时短、消耗大、减肥效率高的运动——**高强度间歇训练（ HIIT ）***，适合有一定体能基础的朋友，做到减脂、减压两不误。

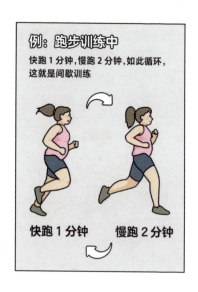

例：跑步训练中

快跑1分钟，慢跑2分钟，如此循环，这就是间歇训练

快跑1分钟　　慢跑2分钟

注：*高强度间歇训练是指进行多次、短时间、高强度的运动，且两次高强度运动之间采用几秒到几分钟不等的低强度运动或休息，并循环进行的一种运动方式。

重度肥胖人群该如何运动？

优先选择有氧运动，而不是手指运动（玩手机）。

对于**重度肥胖**（BMI ≥ 37.5kg/m^2）人群，重点是要动起来，平时避免久坐，可以通过上厕所、去接水来增加活动频率，或者做家务、种植花草，来增加日常身体活动消耗量。

运动方面，建议**以有氧运动作为减重的主要运动方式**。

初始阶段应避免剧烈运动，在有监督的环境下开始低强度有氧运动（如公园遛狗、瑜伽），持续训练时间从30分钟开始，逐渐增加至60~120分钟。

随着体能的提高，可增加抗阻训练，甚至高强度有氧运动（如羽毛球、网球等）*。

> 注：*在开始高强度运动前应进行全面的医学评估，以确定是否存在参与高强度运动的禁忌证。

值得注意的是，如果本身有关节活动障碍，千万别急，先进行功能康复训练或治疗，待症状消失后再开始减脂训练。

何为运动损伤，如何避免？

 正确认识运动损伤，科学选择运动方案，在运动过程中做好保护。

> **运动损伤**是指在体育运动或锻炼过程中，因外力作用、技术动作错误、过度负荷等因素导致的人体组织结构破坏或生理功能紊乱。**常见类型包括肌肉拉伤、关节扭伤、韧带撕裂、骨折等**，我们常说的"崴脚扭腰"就是一种运动损伤。

对于体重比较大的人来说，运动时体位的变化，会更容易产生运动损伤，好比你打羽毛球的时候，身体准备前倾去接球，但发现对方是个假动作，你就想马上停住身体，换另一个方向移动。但因为体重越大，惯性越大，所以你的身体很难迅速调转，可能还是在往前倾，这就很容易发生腰椎滑脱或者肌肉受损。

要想尽量避免运动损伤，需要注意以下几点。

- 首先要科学地选择运动方案，如体重偏大或运动新手，应优先选择对关节压力小的有氧运动，如游泳、骑行等，避免高冲击力的跑跳动作。

- 其次要渐进式提升强度，从低强度、短时间开始。

- 此外，建议您穿戴专业装备并在运动前进行充分热身与拉伸，如选择缓冲性能好的运动鞋，膝关节易损伤者佩戴护膝，并在运动前进行10～15分钟动态热身，在结束后加入静态拉伸。

需要提到的是，如果您在运动中发生了运动损伤，医生会让您注意休息，但这不意味着让您借机完全躺在床上，在保护受伤部位的同时，让自己身体的其他部位坚持一定的训练，才能够达到足量消耗，才不会让您的减重成果付诸东流。

怎么运动瘦身，不掉肌肉？

 关键在于要练够、要吃够和要睡够。

要练够

进行规律的力量训练，可帮助保持肌肉，防止减重时肌肉流失。

- **自重抗阻训练**（如站立踮脚、贴墙站马步）：平时在家也能做，每周2~3次，每次2分钟，持续12~15分钟。

- **动态抗阻训练**（如深蹲、硬拉、卧推）：每周2~3次，针对主要肌群，从较低阻力（20%~50%1-RM）开始，并逐步增加训练强度。

> 注：1-RM = 1次最大重复阻力，即在正确姿势和一定规则下，1次所能完成的最大阻力值。如伸膝克服30kg的重量，且只能伸直1次，则1-RM就是30。

要吃够

保证足够的蛋白质摄入，对于运动中肌肉的修复与合成至关重要。如果平时坚持以上运动，推荐每日摄入1.5g/kg体重的蛋白质。超重者可按目标体重来具体计算。每餐摄入20~30g优质蛋白质（如瘦肉、鱼肉、蛋类、奶制品等），运动后30分钟内摄入。

如果无法靠饮食补充，也可以选择吃蛋白粉/棒：喝一份蛋白粉（≤30g）或者选10~20g/根的低糖低脂蛋白棒。

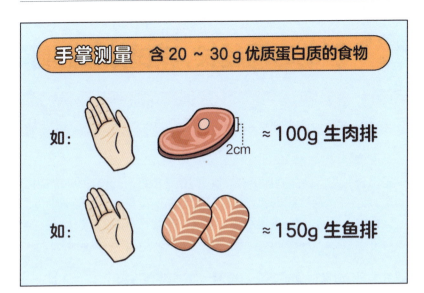

要睡够

运动过程中可能带来一定程度的肌肉损伤，而睡眠作为激素和免疫系统的重要调节器，在肌肉修复中扮演着重要角色。

充足的睡眠有利于胰岛素样生长因子 I 的释放，这可能有助于加速肌肉损伤的修复，避免减重时肌肉大量流失。一项睡眠时长与减重效果相关性的研究表明，同样是减轻了大约3kg的体重，睡足了8.5小时的受试者，减掉的瘦体重（去掉脂肪重量的体重）为1.5kg；而睡眠时间仅5.5小时的受试者，减掉的瘦体重达2.4kg，说明睡眠不足不仅减脂量少而且还可能流失了更多宝贵的肌肉。

所以，想要运动瘦身不掉肌肉，不仅要练够和吃够，同时也要睡够！

运动时间越长，减重效果越好？

 运动时间长，减重效果不一定更好。

虽然长时间运动能消耗更多热量，但单纯依靠增加运动时间来减重，效果有限且难以长期坚持，甚至容易伤害身体。而且长时间进行同一运动，身体会逐渐适应而导致效果下降。

研究发现，分散时间进行多次短时运动，其累积减重效果优于连续长时间运动。如高强度间歇训练（HIIT），能在较短时间内消耗大量热量，并且在运动结束后还能继续消耗热量。

不同运动类型的时长建议：

有氧耐力运动

减重阶段，每周150～420分钟；体重维持阶段，每周200～300分钟。

力量抗阻训练

静态抗阻运动（如站立踮脚、贴墙站马步），每次持续2分钟，运动12～15分钟；动态抗阻训练（如卧推、深蹲），每周2～3次。

静态拉伸

每周2～3次，每次10～30秒，每个动作重复2～4次。

合理安排运动时间、强度和类型，结合饮食控制，才能有效减重！

运动出汗了才有效果？

 运动出汗越多，不代表减肥效果越好。

> 出汗是人体调节体温的一种方式，会排出水分和少量盐分。运动时大量出汗体重减轻，减轻的是水分而不是脂肪，出汗过多，还可能引起脱水和电解质紊乱。

运动时的出汗量与个人体质、环境温度和湿度等多种因素有关。

● **个体差异：** 每个人汗腺数量不同，出汗量有所差异；体液较多的人出汗量可能较多，并且运动前喝水多也会增加出汗量。

● **环境因素：** 在高温环境下，或穿着不透气衣物，即使运动强度不大也可能大量出汗。

总之，有效减重在于热量消耗，而不是出汗多少，运动形式、频率、强度和能否坚持才是关键！

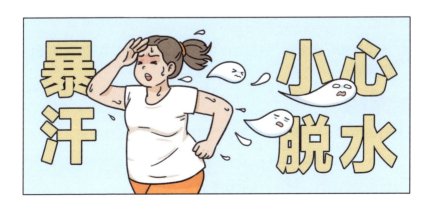

运动前和运动中应该怎么吃喝？

 运动前、中、后的吃喝，对提升运动表现和促进身体恢复都非常重要！

运动前进食

目的是补充体力、提供能量、延长运动时间和延缓疲劳的发生。重点是摄入适量碳水化合物，避免摄入高脂肪、高纤维食物。

不同类型运动进食建议。

长时间、中低强度运动（如马拉松、长距离骑行）

- 运动前3～4小时：摄入高碳水化合物主食，比如米饭、面条，增加肌糖原和肝糖原储备；

- 运动前30～60分钟：选择易消化的碳水化合物，比如能量饮料，提供即时能量。

时长适中，中等强度运动（如乒乓球、排球）

- 运动前1～2小时：摄入适量碳水化合物，如米饭或面食，储备能量。

短时间，高强度运动（如短跑、举重）

- 运动前30～60分钟：摄入高GI的食物，如白面包、香蕉，可快速提供能量。

运动中补充

进行长时间（＞1小时）高强度有氧运动，需要进行能量补充。

- 碳水化合物：每小时摄入30～60g。

- 水或运动饮料：每10～15分钟喝175～350ml。

如何正确跳绳减重？

 快慢结合，有效提高心率，防止运动损伤。

跳绳减重是大家比较喜欢，也比较简单的运动，因为它能够快速地提高心率，消耗能量。

在跳绳节奏方面，快慢结合是关键。

- 每组先快跳1分钟，让身体迅速进入运动状态，提升心率，加速能量消耗；

- 接着慢跳3分钟，给予身体一定的缓冲，调整呼吸和节奏；

- 然后间隔3分钟，让身体得到短暂的休息，避免过度疲劳。

循环重复这样"1＋3＋3"的组合，坚持半小时左右。 这种快慢交替、有张有弛的跳绳方式，能让心肺功能更好地适应运动强度。

需要注意的是，在跳绳过程中，遵循正确的方法和强度至关重要，不要盲目地追求速度或效率，要以防止运动损伤为核心。

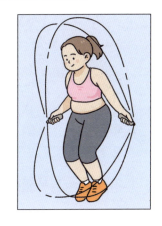

此外还需注意，跳绳并非适合所有想减重的人。体重基数较大的人群和老年人容易因膝关节承受的压力较大而造成较大损伤，更建议通过其他运动进行有效减重。

运动后应该怎么吃喝?

运动后如果饿着不吃或吃得不对, 等于前功尽弃!

> 运动的效果不单单取决于运动时的努力, 休息和恢复也同样重要。运动后补充足够的营养, 帮助肌肉恢复, 才能更好地发挥运动效果。

运动后2小时内应及时进食, 尤其是补充碳水化合物与蛋白质的组合, 可以更好地促进肌糖原合成, 加速身体恢复。

当然, 具体吃什么、吃多少量, 得选对。

根据个人体重, 每公斤需要摄入碳水化合物0.8~1.2g+蛋白质0.2~0.4g。

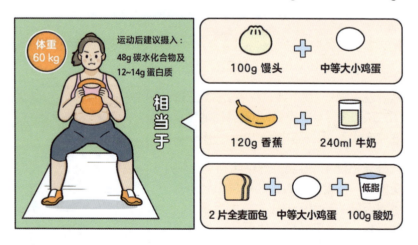

体重更轻、实际运动消耗量更少的朋友们, 运动后进食的份量可以适当减少一些。

116

吃完饭就躺下，更容易胖吗？

 饭后立即躺下确实可能增加体重增长的风险。

饭后，胃肠道部位的血液开始明显增加，以更快、更好地消化食物。这使得我们的大脑和四肢会出现一个相对缺血的情况，所以我们常常会在饭后感到困倦，想躺一躺。

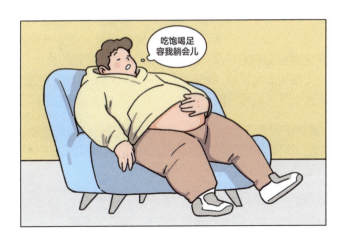

这时候，如果我们真的躺下了，血液就会全部跑到胃肠道去消化食物，那么消化得就会更快，胃肠排空得也会很快，就会更容易饿。此外，**饭后躺卧减少了能量消耗，脂肪更容易堆积。**

想要有效减重，要在饭后进行适当的活动，不一定要去跑步，但可以保持一定的站立，或者做一点简单的家务，一方面可以抵消自己的困倦感，另一方面也可以增加全天的能量消耗。

117

为什么我运动后，体重反而增加了？

 多看体脂、少看体重，多看长期、少看短期！

前一天运动完，第二天体重反而增长了，不运动反倒体重是下降的，这样的情况你遇到过吗？

有氧运动在消耗我们身体过多的糖原后，就会消耗体内过多的脂肪，从而达到减脂的效果，而糖和脂肪的分解都需要大量的水来参与，这会导致身体水分的相对缺少，因而运动后会进行大量的补水。但消耗掉的脂肪比增加的水更轻，所以才会有第二天一上秤反而更重的情况。但这种体重上升是短暂性的，这类水分会随着代谢逐渐排出。

此外，力量训练或高强度运动后，肌肉纤维因受到刺激而增粗，肌肉密度高于脂肪，体重也可能因肌肉增长而上升。这种情况属于健康增重，体脂率能下降，且体型更紧致和优美。

建议在减重的过程中，不要一直盯着短期的体重变化，应多关注体脂变化，坚持运动锻炼一定能带来体重长期、稳定地下降。

吃多了，运动一下就能抵消吗？

 能量消耗远不如摄入那么容易，试图用过量运动来抵消暴食既不现实，也不健康，且有受伤风险。

"卡路里"摄入容易，消耗难

多吃一块蛋糕可能只需要几分钟，但要消耗掉这额外的能量摄入，你可能需要持续慢跑30~60分钟。一顿大餐（比如火锅、自助餐）可能轻松摄入1 000~2 000kcal能量甚至更多，但这通常需要数小时的高强度运动才能消耗掉。

暴饮暴食助力脂肪储存

暴饮暴食会引起血糖和胰岛素水平的大幅波动，影响脂肪储存。运动虽然能帮助消耗能量并改善胰岛素敏感性，但它无法完全逆转暴食带来的代谢影响。此外，运动消耗的能量来源包括碳水化合物、脂肪，甚至蛋白质。它并不能精准地"燃烧"你刚吃下去的那些多余热量。

不健康习惯形成恶性循环

抱有"吃多了运动一下就可以抵消"的想法，可能会助长不健康的饮食习惯，比如经常性地放纵饮食，然后试图用运动"补救"。运动虽然会消耗能量，但身体为了补充能量，可能会增加饥饿感，导致意志不坚定的你在运动后吃得更多。不仅抵消了部分运动效果，还增加了新的能量摄入。

总的来说，偶尔一次吃多很正常，不会对长期健康管理造成毁灭性影响。与其进行高强度运动"惩罚"自己，不如选择温和的活动，比如散步30~60分钟、做些轻松的家务或伸展运动，这有助于促进消化、改善血糖、舒缓情绪，且风险低。建立并坚持长期健康的饮食和运动习惯，远比在"吃多"后"补救"重要得多。

调整体态、坐姿和走路姿势，也能瘦？

A 调整体态、坐姿和走路姿势对减重影响不大，但有助于塑形和改善身体线条。

大家常抱怨的"小肚腩""大象腿""塌塌臀"等问题，有时候可能不是真的胖，而是体态不佳让你"显胖"。长期坚持正确姿势，有助于增强核心肌肉力量，并使得各部位肌肉均衡发展，使体型看起来更匀称协调。

一起来学习一下吧！

坐姿

抬头，下颌内收，目光平视；挺胸收腹，肩膀放松，背部尽量紧靠椅背。

双脚平放在地面上，膝盖呈90°，坐在伴有腰椎支撑的靠背，倾斜度为110°~130°，椎间盘压力通常最低。

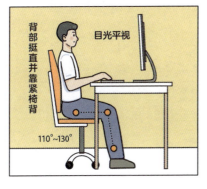

走姿

保持头正，目视前方，肩膀放松，挺胸收腹，尽量让头、肩、髋部在同一垂直线上。

双手自然摆动，步幅适中，脚跟先着地，再过渡到脚尖，避免拖步或迈大步。

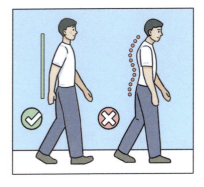

121

03

特殊人群想"甩肉"，
不妨这么做

糖尿病患者减重，应如何调整饮食和运动？

 糖尿病患者减重，合理饮食和增加体力活动是关键。

饮食调整

需要在保证营养均衡的前提下，每日减少500～750kcal的热量摄入。

推荐3种膳食模式：

- **限制能量平衡膳食（CRD）：** 每日热量摄入平均降低30%～50%或减少500kcal，或每日热量摄入限制在1 000～1 500kcal；每日摄入蛋白质1～1.2g/kg，脂肪20%～30%，碳水化合物40%～55%。

- **高蛋白膳食（HIPD）：** 每日蛋白质占比20%以上，或至少1.5g/kg体重以上。对于单纯性肥胖，以及合并高甘油三酯血症者、高胆固醇症者，HIPD较正常蛋白膳食更有利于减轻体重以及改善血脂，减少体重反弹。合并慢性肾病患者不推荐HIPD。

- **间歇性禁食（IF）：** "5＋2断食"即"轻断食"，指1周内5天正常进食，其他2天（非连续）则摄取平常能量的1/4（女性约500kcal/d，男性约600kcal/d）。

建议在营养师的指导下制订合适的膳食计划。

脂肪	蛋白质	碳水化合物
	每日摄入蛋白质1~1.2g/kg	
20%~30%	15%~20%	40%~55%

糖尿病患者推荐三大营养素供能比

123

> 注：肾功能正常的糖尿病患者，推荐蛋白质的供能比为 15%～20%，并保证优质蛋白占总蛋白的一半以上；有显性蛋白尿或肾小球滤过率下降的糖尿病患者，蛋白质摄入应控制在每日 0.8g/kg 体重，并推荐摄入优质蛋白。

运动调整

1 有氧运动与抗阻训练相结合

- **减重初期：** 每周至少进行 150 分钟（每天 30 分钟以上）中等强度有氧运动（比如以 5～6km/h 的速度行走）。

- **减重维持期：** 每周 200～300 分钟中等强度有氧运动，结合抗阻训练，每周 2～3 次（非连续），每次 15～20 分钟，以复合动作（深蹲、硬拉、卧推）为主，8～12 次/组，"高负载＋低次数＋低组数"和"低负载＋高次数＋高组数"结合，达到"增肌减脂"的效果。

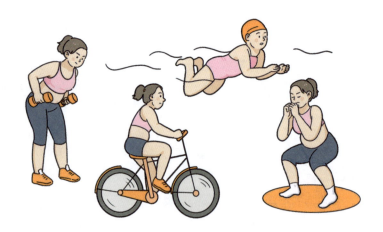

2 注意事项

- 避免空腹运动，防止低血糖。

- 减少久坐，每隔 30 分钟起来站一站、走一走。

孕妇和哺乳期女性，如何调整饮食和运动？

 孕期适当增加体重，坚持锻炼；哺乳期避免减重过快，适当补充营养素并循序渐进增加身体活动。

饮食调整

孕期：维持体重适当增长，避免过度限制能量摄入或减重。

- 孕前肥胖者：每日热量摄入减少30%，但不得低于1 600~1 800kcal。

- 遵循营养均衡原则：多摄入水分、谷物、肉类和新鲜蔬果，并每天补充叶酸0.4mg，少喝含糖饮料。

哺乳期

避免体重下降过快，适量补充优质蛋白质、蔬菜水果等营养素，确保母乳质量。

运动调整

孕期

- 适合人群：无胎膜破裂、早产、前置胎盘等禁忌证的孕妇。

- 运动建议：每周累计至少150分钟的中等强度运动（如快走、水中有氧运动、轻阻力训练），建议每周3天以上，最好每天锻炼。

- 重点训练：建议每天训练盆底肌。

- 肥胖孕妇：从短时间、低强度运动开始，逐步增加运动量和强度。

产后哺乳期

- 运动建议：低强度活动开始（如步行、盆底运动、伸展运动等），循序渐进到中等强度运动，每周5次，每次45分钟，并减少久坐时间；

- 减重建议：每周体重下降不超过0.5kg，避免影响产后恢复及母乳分泌。

饮食调整参考

类别	孕中期	孕晚期	产后哺乳期
加碘食盐/g	5	5	5
油/g	25	25	25
奶类/g	300～500	300～500	300～500
大豆/坚果/g	20/10	20/10	20/10
鱼禽蛋肉类/g －瘦畜禽肉 －鱼虾类 －蛋类	150～200 －50～75 －50～75 －50	175～225 －50～75 －75～100 －50	175～225 －50～75 －75～100 －50
蔬菜类/g	400～500	400～500	400～500
水果类/g	200～300	200～350	200～350
谷类/g －全谷物和杂豆	200～250 －75～100	225～275 －75～125	225～275 －75～125
薯类/g	75	75	75
水/ml	1 700	1 700	2 100

孕期和哺乳期是女性的重要阶段，饮食和运动不仅影响妈妈健康，也关系到宝宝生长发育。建议咨询医生，制订科学、个体化的方案。

老年肥胖患者,
如何调整饮食和运动?

 宜缓不宜快,宜少不宜多!

饮食调整

● **均衡营养:** 饮食结构建议约30%脂肪,50%碳水化合物,20%蛋白质,或每天至少摄入1.0g/kg蛋白质。

● **能量控制:** 每天减少500~750kcal热量摄入,并在6个月内实现体重下降约10%,避免减重过快。

● **补充关键营养:** 每天摄入钙1 500mg,补充维生素D1 000IU;摄入多种维生素和矿物质,确保满足营养需求。

运动调整

老年人的运动应该以有氧运动结合抗阻训练为主,适当增加耐力运动和平衡训练,推荐方案如下。

老年人运动推荐方案

运动类型	推荐运动量	举例	注意事项
抗阻训练	1~3组,每组8~12次重复,每周2~3天	膝盖伸展、卧推、弹力带	根据身体情况制订个体化运动方案;合并肌少症人群应加强抗阻训练
有氧训练	每周3~7天,保持最大心率的60%~75%,每次20~60分钟	跑步、骑自行车	
平衡训练	1~2组/次,3~7天/周	脚跟到脚趾走路、单脚站立	

饮食和运动调整是老年肥胖患者减重的首选方法,但执行时可能遇到诸多限制,比如共病、功能退化和虚弱等问题。因此,老年肥胖患者须在专业指导下进行减重,必要时可辅助使用减重药物。

儿童和青少年肥胖，如何调整饮食和运动？

 把握大原则——减少能量摄入和增加消耗，同时保证孩子的身体健康和生长发育。

饮食调整

- **控制总量：**不过度节食，避免短期内（＜3个月）快速减重。
- **优化饮食结构：**每天摄入12种以上食物，每周25种以上。低脂、低糖、低盐、高蛋白，适量补充纤维素。
- **食物选择：**多吃"绿灯食物"（推荐吃的），限制"黄灯食物"（要少吃的），避免"红灯食物"（不要吃的）。
- **饮食行为：**减少加餐，少吃快餐；吃饭速度慢一点，不要边看手机边吃饭。

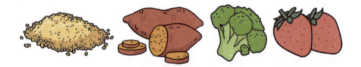

绿灯食物、黄灯食物与红灯食物举例

绿灯食物	黄灯食物	红灯食物
蒸煮的谷物 如：杂粮、红薯	精细米面 如：白米饭、白面包	油炸食品 如：炸薯条、炸鸡
瘦肉、鱼类	高淀粉菜 如：土豆、芋艿	高糖食品 如：烘焙蛋糕、奶油
新鲜蔬果 如：花菜、草莓	添加过多调味料 如：豆瓣酱、甜面酱调味	肥肉类 如：五花肉、蹄髈

运动调整

超重/肥胖儿童：每天至少60分钟的中到高强度身体活动，以有氧运动为主；每周至少进行3天高强度活动，包括抗阻训练；据能力逐步增加运动时间、频率和强度；达到：

- 有氧运动：每周3～5次。

- 抗阻训练：每周2～3次。

不同身体活动强度的常见项目

身体活动强度	能量消耗（儿童MET）	具体项目
久坐行为	≤ 1.50	在坐姿、斜靠或卧姿时的"屏幕时间"活动（如看电视，使用电脑、手机等）或阅读、画画、做功课等
低强度身体活动	1.51～2.99	在平坦地面缓慢步行，站立时轻度的身体活动，如整理床铺、洗碗、演奏乐器等，呼吸频率及心率稍有增加，感觉轻松
中强度身体活动	3.00～5.99	以正常的速度骑自行车、快步走、爬楼梯、滑冰等。需要适度的体力消耗，呼吸较急促，心率较快，微出汗，但仍可轻松说话
高强度身体活动	≥ 6.00	搬运重物、快速跑步、激烈打球、踢球或快速骑自行车等。需要较多体力消耗，呼吸明显急促，呼吸深度大幅增加，心率大幅增加，出汗，需要停止运动、调整呼吸后才能说话

参考文献

[1] 成人肥胖食养指南(2024年版)[J]. 卫生研究, 2024,53(3): 347-351.

[2] 中国营养学会肥胖防控分会, 中国营养学会临床营养分会, 中华预防医学会行为健康分会, 等. 中国居民肥胖防治专家共识[J]. 中华流行病学杂志, 2022,43(5): 609-626.

[3] 王友发, 王启荣, 邓娟, 等. 中国居民健康体重管理之减重行动20条: 基于科学循证的专家建议共识[J]. 中国预防医学杂志, 2023,24(11): 1137-1144.

[4] 孙晓敏, 车碧众, 苟波, 等. 中国居民运动减重专家共识[J]. 中国预防医学杂志, 2024,25(4): 395-405.

[5] 国家老年医学中心, 中华医学会糖尿病学分会, 中国体育科学学会. 中国2型糖尿病运动治疗指南(2024版)[J]. 中华糖尿病杂志, 2024,16(6): 616-647.

第四章

靠自己减不下来，健康体重管理门诊来帮忙

01

医生有哪些办法
帮我减重

靠自己减重，为什么那么难？

A 肥胖人群难以"管住嘴、迈开腿"，是生理、心理等多方面因素共同作用的结果。

生理因素

诸多身体激素水平异常引发的能量稳态失衡是肥胖的一个"因"。肥胖患者激素水平失衡，如瘦素水平下降和胃饥饿素增加，会加剧饥饿感，让控制食欲变得更加困难，"情不自禁"地想吃。此外，胰岛素抵抗和代谢适应性也会影响减重效果。长期肥胖可能导致身体对胰岛素的敏感性下降，进一步加剧能量代谢的失衡，使减重变得更加困难。

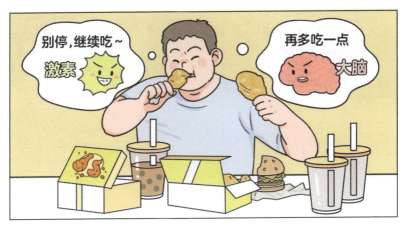

心理和行为因素

减重需要限制热量摄入和增加消耗量，但许多肥胖人士往往难以坚持生活方式的调整，甚至产生心理排斥。此外，受外在形象和社会压力的负面影响，可能导致自卑、抑郁、焦虑，进一步影响饮食习惯，甚至

133

暴饮暴食；环境和社会因素也会影响减重效果，例如，高热量食物的易得性、社会支持不足可能使减重变得更加困难。

现实中，**仅依靠"管住嘴、迈开腿"，大多数肥胖患者很难达到并维持理想体重的状态，一般减重幅度仅为2%～8%**；荟萃分析显示，行为改变（饮食和运动）12～18个月可使体重平均减轻3kg。另有研究显示，通过生活方式干预减重后，**常在6个月后反弹**。减重反弹的原因包括代谢适应性和行为习惯的难以改变。

长期肥胖可能导致基础代谢率下降，使维持减重效果变得更加困难。网上看到的动辄减重几十斤远超合理减重目标的人，其背后用了哪些"魔法"我们并未可知。

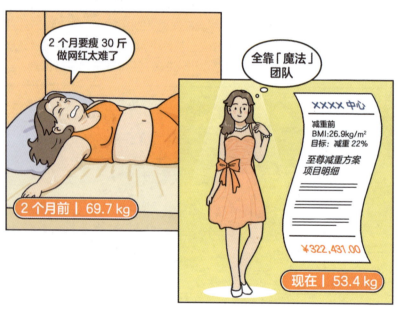

市面上的暴瘦"魔法"并不科学，因为快速减重会带来不少健康隐患，同时还可能投入大量不必要的金钱。

朋友们，靠自己减不下来并不可耻，建议寻找专业的健康体重管理门诊进行科学减重。

靠自己减不下来，可以找谁帮忙？

自己减重困难，建议去正规的医院，找医生来帮忙。

肥胖不仅仅是体重问题，还可能导致代谢异常，影响心血管、骨骼肌肉、精神心理，甚至皮肤等多方面的健康状态。因此，肥胖应被视为一种需要专业干预的慢性疾病，而非单纯的外形问题。

医院健康体重管理门诊：多学科团队协作

目前，许多医院都设立了减重门诊或肥胖门诊，由内分泌科、营养科、中医科、心理科、减重代谢外科等多学科团队提供"一站式减重服务"。如果医院没有专门的健康体重管理门诊，可咨询内分泌科、营养科等科室，医生会根据情况推荐其他相关科室。

医生如何帮助减重

医生会通过以下步骤为患者制订科学减重方案。

- **全面评估**：包括病史询问、体格检查、代谢指标（如血糖、血脂、胰岛素水平）检测、体成分（如体脂率、肌肉量）分析以及心理评估。

- **制订个性化方案**：根据评估结果，医生会制订包括饮食、运动、行为干预和药物治疗在内的综合方案。

● **长期随访**：减重是一个长期过程，医生会定期随访，调整治疗方案并监测健康指标，确保减重效果和安全性。

对于严重肥胖的患者，医生会进一步评估是否需要手术治疗。

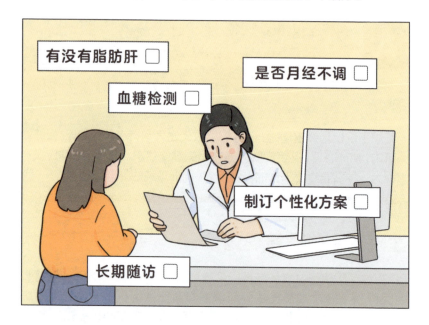

医美机构的选择与风险

除了健康体重管理门诊，部分医美机构推出了皮下脂肪冷冻溶脂、射频溶脂等塑形服务。需要注意的是，提供医疗美容服务的必须是医疗机构，须具备医疗机构执业许可证。如选择此类项目，一定要去执照齐全、经营范围合规的医美机构。

冷冻溶脂等医美项目可能存在一定的风险，如皮肤损伤或效果不理想，因此务必选择有资质的医疗机构和专业医生，并充分了解项目的风险和预期效果。不轻信网络上夸大的"减肥妙方"或不正规的小诊所和美容院。

除了少吃和多动，
医生还有哪些减重方法？

医生在管理超重/肥胖时，除了生活方式指导，还可能联合减重药物治疗，必要时进行减重手术。

随着更安全、有效的减重药物应用，药物治疗已成为治疗肥胖和长期体重管理的重要手段，特别适合曾减重失败或体重反弹者。医生根据以下标准判断是否需要用药。

● **肥胖（ BMI ≥ 28kg/m²）**：单纯依靠"管住嘴、迈开腿"无法达到减重目标，可在生活方式干预的基础上结合减重药物治疗；

● **超重（ 24.0kg/m² ≤ BMI < 28.0kg/m²）**：若伴有至少一种体重相关合并症，如高血糖、高血压、血脂异常、脂肪肝、阻塞性睡眠呼吸暂停综合征、心血管疾病等，且通过生活方式干预无效，可在生活方式干预的基础上联合药物治疗。

此外，BMI ≥ 32.5kg/m² 或 27.5kg/m² ≤ BMI < 32.5kg/m² 内科治疗无效或合并肥胖症相关其他疾病，可考虑减重与代谢手术治疗。

用药或做手术，我就不需要"管住嘴、迈开腿"了吗？

 "减重针"在一定程度上有效果，但不能就此放弃饮食和运动管理。

首先，**"减重针"确实能让减重这件事更轻松**。

对于本身食欲旺盛的肥胖症患者来说，很难做到"少吃多动"，也很难靠意志力长期坚持，而且单纯依靠饮食运动管理，减重效果往往并不理想。"减重针"能够通过有效控制食欲，帮助实现"能量摄入"的限制，某些"减重针"，如GCG/GLP-1双受体激动剂，在抑制能量摄入的基础上，还能够加速内脏和体表脂肪"燃烧"。

在医生指导下使用"减重针"，可以相对快速地达成减重目标并改善肥胖带来的并发症，患者看到效果后也能建立信心，更好地将科学减重进行下去。

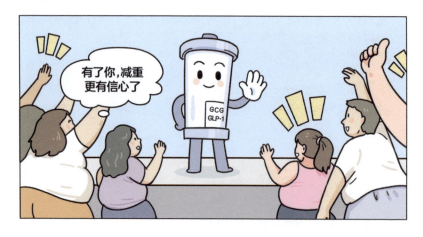

但是，"减重针"不能完全替代饮食和运动。

一方面，肥胖症本身具有慢性复发性，减重后在一定程度上存在反弹问题，良好的饮食运动习惯能够帮助长期维持减重效果。

另一方面，健康清淡饮食能缓解使用"减重针"带来的胃肠道不适；配合抗阻运动（如站立踮脚、贴墙扎马步等），可以减少肌肉的丢失。

有研究发现，如果将"减重针"与饮食、运动结合起来，既不用痛苦地节食和高强度运动，**又能获得更好的减重效果**。每个人的身体状况和减重目标不同，建议在医生指导下制订个性化的饮食和运动计划。

朋友们，在使用"减重针"的同时，别忘了做好饮食和运动的管理，才能实现高效减重以及维持减重效果！

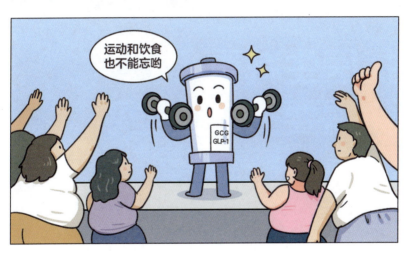

02

找医生减重，
你需要关注这些事

就诊前，我需要做好哪些准备？

 就诊前准备好相关物品和资料，提前梳理可能会与医生沟通的内容。

可按照如下就诊前准备事项"抄作业"。

就诊前准备事项

待准备物品	☐ 医保卡	
	☐ 身份证	
	☐ 若存在基础疾病或过去有就诊经历，可以带上相关病历、化验单、影像学检查报告以及正在服用的药物等	
穿着	☐ 建议穿宽松、便于穿脱的衣物，方便进行量体检查，如测量腰围、血压等	
待沟通事项	☐ 肥胖症相关病史	1. 超重或肥胖症病史：体重显著增加的年龄段、发展速度； 2. 体重变化的诱因：如明显的生活或工作变故、戒烟等； 3. 既往曾经尝试过的减重方式及其效果； 4. 有无可能引起体重增加的疾病史（如甲状腺/垂体/肾上腺疾病等）和/或使用药物史（如糖皮质激素/抗精神病药物等）； 5. 体重变化后带来的健康问题：如糖尿病、打鼾、焦虑等
	☐ 家族史	肥胖症及相关疾病（如糖尿病、高血压）的家族史
	☐ 生活方式	饮食习惯（口味喜好、有无暴饮暴食等）、运动习惯、睡眠情况、工作性质及强度、吸烟和饮酒情况
	☐ 生活事件	成年期体重影响事件，如妊娠、求学、婚姻、体力活动减少、进食障碍及心理问题等
	☐ 问题准备	列出想要咨询医生的问题，如肥胖的原因、治疗方案、治疗期间的注意事项等

小提示：提前整理好这些问题，可以帮助医生更快了解您的情况，制订更合适的治疗方案。

一般的就诊流程是怎样的?

 就诊流程大致分为三步。

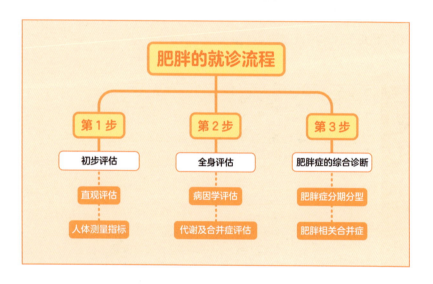

第1步：初步评估

医生会通过直观观察和人体测量指标（如体重、身高、腰围等）判断是否为肥胖症，并决定是否需要转诊至减重科或减重中心进一步治疗。

第2步：全身评估

病因学评估

区分"原发性肥胖"（与遗传和生活方式相关）和"继发性肥胖"（由

疾病或药物引起）。

评估：体重变化、饮食运动史、肥胖家族史、疾病史、既往药物使用等。

代谢及合并症评估

肥胖可能引起多种健康问题，需要系统评估以下疾病状况。

- 内分泌代谢系统（如糖尿病、甲状腺功能异常）；

- 呼吸系统（如阻塞性睡眠呼吸暂停综合征）；

- 心血管系统（如冠心病、高血压）；

- 泌尿系统（如慢性肾病）；

- 生殖系统（如不孕不育、多囊卵巢综合征）；

- 消化系统（如胃食管反流病、脂肪肝）；

- 骨骼运动系统（如骨关节炎、骨质疏松）；

- 心理疾患（如抑郁、焦虑、进食障碍）；

- 肿瘤风险。

第3步：综合诊断

根据以上评估结果，医生将作出肥胖症的综合诊断，包括分型、分期以及相关合并症。

就诊时，
我需要配合医生做哪些检查？

 常规查体、血液检查、影像学检查及功能学检查等。

医生可能会根据你的具体情况，安排以下检查，以评估肥胖程度、代谢状况及相关疾病风险。

需要配合医生做的相关检查信息

体格检查	身高、体重、BMI、腰围、臀围、腰臀比、腰高比；
	相关疾病体征：黑棘皮、满月脸、水牛背、腹部宽大紫纹、甲状腺肿等
实验室检查	用以评估肥胖症相关代谢疾病，至少包括： ① 血糖、糖化血红蛋白（HbA1c）、胰岛素水平（INS）等； ② 血脂谱：总胆固醇（TC）、高密度脂蛋白胆固醇（HDL-C）、低密度脂蛋白胆固醇（LDL-C）、甘油三酯（TG）等； ③ 血尿酸（UA）等； ④ 肝肾功能：丙氨酸转氨酶（ALT）、天冬氨酸转氨酶（AST）、胆红素（BIL）、血肌酐（Scr）、肾小球滤过率（eGFR）等
	用以排除肥胖症的继发性原因，可能包括： ① 甲状腺：促甲状腺激素（TSH）及游离 T_4 水平（FT_4），必要时行甲状腺超声； ② 库欣综合征：当临床疑似存在库欣综合征时进行筛查； ③ 性腺功能：必要时评估性腺轴功能，如睾酮（男性）、雌二醇（女性）等； ④ 肾上腺：如怀疑肾上腺皮质增生或嗜铬细胞瘤，可行肾上腺CT或超声； ⑤ 脑垂体：当怀疑垂体功能异常时，可进行垂体MRI检查

体脂测定	体脂含量测定：生物电阻抗法（BIA）初步筛查，进一步精确评估可能采用双能X射线吸收法（DEXA）
肥胖症相关疾病评估功能学检查	根据患者不同情况，必要时执行： ① 问卷调查：如健康状况调查问卷、体重对生活质量影响量表、抑郁/焦虑自评量表、Epworth嗜睡程度评价表、睡眠呼吸暂停初筛量表等； ② 阻塞性睡眠呼吸暂停综合征：便携式睡眠监测记录仪评估，必要时行多导睡眠监测； ③ 非酒精性脂肪肝：腹部（肝脏）超声、肝脏瞬时弹性成像（FibroScan）、腹部（肝脏）CT或MRI检查，采用肝纤维化4因子指数（FIB-4）、NAFLD肝纤维化评分（NFS），必要时行肝脏活检病理检查
功能学检查	根据患者不同情况，必要时执行： 超声心动图、心肺运动功能评估、运动能力评估、基础代谢分析等
其他	全面评估患者情况，制订个性化指导方案： 家庭、社会资源支持评估，减重动机和预期目标评估，以共同制订个性化减重计划

为什么医生要问"肥胖给你带来的最大困扰是什么？"

A 帮助医生更好地了解你的减重动机，共同制订合适的减重目标。

肥胖带来的困扰因人而异。有些人可能在意外貌，而有些人则饱受肥胖带来的健康困扰，如脂肪肝、糖尿病、痛风、打鼾、关节疼痛等。通过与医生交流这些困扰，能帮助医生了解你最关注的减重需求，制订个性化的减重方案。

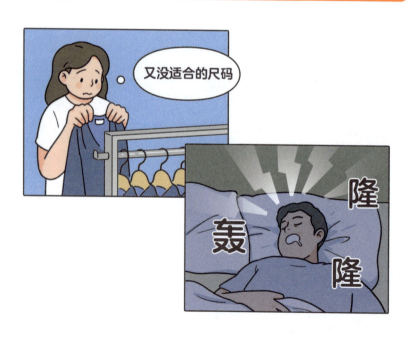

为什么这个问题很重要?

● **明确减重动机：**了解您的困扰可以帮助医生判断您的减重动力来源，是健康需求、生活质量改善，还是心理压力等。

● **制订个性化目标：**不同的困扰对应不同的减重目标。例如，关节疼痛的患者可能需要减轻体重以缓解症状，而关注外貌的患者可能更在意体型的改善。

● **提高治疗依从性：**当减重目标与您的实际需求一致时，您会更愿意坚持治疗，从而提高成功率。

如何更好地回答医生的问题?

● **具体描述困扰：**不要只说"我胖了"，而是具体描述困扰，例如"我爬楼梯时膝盖疼"或"我晚上打鼾严重，影响睡眠"。

● **量化困扰程度：**用1～10分给困扰打分，帮助医生了解问题的严重性。

● **表达期待：**告诉医生您希望通过减重改善哪些方面，例如"我希望减重后能穿得下喜欢的衣服"或"我想改善睡眠质量"。

思考这些问题，有助于我们明确减重目标，激发积极性，更好地进行减重治疗。

医生需要哪些信息为我制订个性化的减重目标？

 个性化的减重目标，需要综合考虑肥胖程度、相关疾病、生活方式、社会心理因素及个人意愿等多个方面。

减重目标制定前需要了解的相关信息

肥胖症病史及程度	☐ BMI； ☐ 腰围、腰臀比、腰高比：评估腹部肥胖风险； ☐ 体脂比：皮褶厚度测量、BIA和DEXA结果； ☐ 肥胖症病史、治疗史及家族史
肥胖症相关疾病	☐ 现存合并肥胖相关疾病：如糖尿病、高血压、睡眠呼吸暂停综合征等； ☐ 导致肥胖症继发性原因：如库欣综合征、甲状腺功能减退等内分泌疾病，或糖皮质激素类药物、抗精神病药等药物； ☐ 实验室检查结果：如血脂、血糖、肝功能、肾功能、甲状腺功能等血液检查结果，以及肝脏超声、甲状腺超声等影像学结果

生活方式	日常饮食习惯和偏好：日常饮食结构、口味偏好、是否有暴饮暴食等； 运动习惯：运动频率、强度及类型； 睡眠情况：睡眠时长、质量及是否存在睡眠障碍； 工作性质及工作强度：工作是否久坐、体力活动量等； 吸烟及饮酒情况：吸烟和饮酒的频率及量
心理和社会支持	☐ 精神心理评估：情绪障碍或精神压力可能影响饮食行为，须完善相关心理量表； ☐ 家庭、社会资源支持评估：是否能从家庭成员、亲戚朋友、医护人员及其他社会群体（如肥胖患者互助群）等得到支持与帮助
个人意愿	☐ 减重动机：了解患者对减重的态度； ☐ 预期目标：了解患者对减重的期望； ☐ 自我管理能力：评估患者是否准备好进行必要的生活方式改变

通过上述信息，医生可以更准确地制订安全有效的减重方案。

减重期间，间隔多久去医院复诊更合适？

A 复诊频率需要根据减重阶段和减重方法来决定，建议与医生共同商定。

减重通常分为"强化治疗期"和"维持治疗期"。

强化治疗期：一般为3～6个月，复诊频率较高；

维持治疗期：复诊频率可适当减少。

使用减重药物的患者

建议前3个月**每月复诊**，评估药物的疗效和安全性。之后每3～6个月评估体脂、内脏脂肪及代谢指标（如血糖、血压、血脂等）。

接受减重手术的患者

建议分别在术后1、3、6、12个月进行复诊。

生活方式调整的患者

建议根据自身情况和减重效果，咨询医生后制订复诊频率。

复诊时会关注的内容

- **体重变化**：评估减重效果，是否达到预期目标。
- **代谢指标**：如血糖、血脂、血压等，判断是否有改善。
- **药物副作用**：如果使用减重药物，医生会评估是否有不良反应。
- **生活方式**：了解饮食、运动、睡眠等是否按计划进行。
- **心理状态**：评估是否因情绪问题（如焦虑、抑郁）影响减重。

减重计划执行过程中出现哪些情况，需要及时找医生？

A 在减重过程中，如果出现以下不适症状，并且持续加重，建议及时就医，以确保减重的安全性和有效性。

身体不适症状，可能提示代谢或营养问题

- **持续疲劳、体力严重下降：**即使充足休息后仍感觉虚弱，可能与热量摄入过低或蛋白质不足有关。

- **嗜睡、头晕、注意力不集中：**可能提示低血糖、电解质紊乱（如低钠、低钾）或贫血。

- **口干、多尿：**可能提示脱水，甚至血糖异常（如糖尿病风险）。

- **肌肉酸痛、抽筋：**可能与过度运动或钾、钠、镁等矿物质流失相关。

这些不适症状可能是身体对饮食和运动习惯突然改变的不良反应。应找医生进行专业评估，明确身体不适的具体原因及处理方法，并调整减重方案。

减重期间关注身体的反应并与医生积极沟通，是确保减重安全有效的关键。同时，应保持健康心态与合理预期，避免追求快速减重。

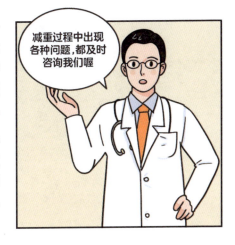

减重过程中出现各种问题，都及时咨询我们喔

03

什么情况下，
医生会给我用减重药

那些曾经"火过"的传统减肥药都去哪了？

 这些药物因严重的健康风险和副作用，已被禁止使用。

在过去的几十年里，一些曾风靡一时的减肥药最终被淘汰，原因在于它们<mark>安全性极低</mark>，甚至可能带来致命风险。

盐酸西布曲明胶囊是一种含有西布曲明成分的减肥药，曾用于抑制食欲。因研究发现其可能增加高血压、心脏病和中风的风险，中国于2010年停止生产和销售该药。

"彩虹丸"曾在20世纪40—60年代流行，由安非拉明、利尿剂、泻药等组成，但因可导致心脏毒性、精神紊乱，甚至猝死，最终被禁用。

除此之外，还有很多减肥药，因效果差且安全隐患大，纷纷退市。

那么，如今的减重药物有什么不同？它们真的安全又有效吗？

新型的科学减重药，和之前退市的减肥药有什么不一样？

 新型减重药物经过严格临床验证，其疗效与安全性更有保障。

减重药物的研发始于19世纪90年代，历经100多年的发展，但因安全问题，许多药物先后退市。为了规范减重药物开发，2007年起，全球药品监督机构加强了相关管理，要求药物上市前必须通过严格临床试验，确保安全性和有效性。

- **安全性**：患者使用药物治疗至少1年，无严重不良反应；试验期间，患者不应出现严重的不良反应（如心血管事件、精神健康问题等）；

- **有效性**：试验组患者体重需要比对照组下降超5%，且至少35%患者的体重下降超过5%。

在这些严格的要求下，减重药研发进入规范化新时代。符合该标准的"新型减重药"，其安全性与疗效已获验证，使用更安心。

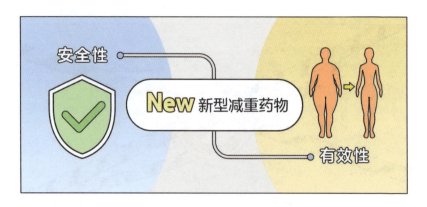

目前有哪些科学减重药物？

 主要有奥利司他和玛仕度肽、司美格鲁肽、替尔泊肽等基于GLP-1的"减重针"，药物请在专业医生的指导下使用。

减重药物

药物名称	处方药	作用机制	用法	主要不良反应	减重幅度	减重外获益
奥利司他	否	俗称"排油"，即通过抑制胃肠道的脂肪酶，减少吸收食物中的油脂，并促进脂肪从肠道排出体外	口服，每日3次	较明显，包括脂肪泻、大便次数增多、胃肠排气增多等	大部分的体重减轻发生在治疗的前6个月，去除安慰剂效应后的体重下降幅度约为3.1%	改善肥胖相关危险因素和疾病，包括2型糖尿病、胰岛素抵抗、高胆固醇血症、高血压、非酒精性脂肪肝；可减少脏器中的脂肪含量
基于GLP-1的「减重针」	是	帮助"管住嘴"，即增加饱食信号，减少饥饿信号，从源头抑制食欲；还通过延缓胃排空，减少胃酸分泌进而阻止摄入过多能量	皮下注射，每周1次	多为轻微的、一过性的，包括恶心、呕吐、便秘等胃肠道反应	使用后可持续减重，减重幅度约为6%～20%（中国人群数据，不同产品减重幅度不同）	改善腰围、体脂率、血压、血糖、血脂等体重和代谢相关指标；预防糖尿病；改善代谢障碍相关脂肪性肝炎、阻塞性睡眠呼吸暂停等疾病

参考文献

[1] 中华医学会内分泌学分会. 肥胖患者的长期体重管理及药物临床应用指南(2024版)[J]. 中华内分泌代谢杂志, 2024,40(7): 545-564.

[2] 曲伸, 陆灏, 宋勇峰. 基于临床的肥胖症多学科诊疗共识(2021年版)[J]. 中华肥胖与代谢病电子杂志, 2021,7(4): 211-226.

[3] 国家卫生健康委员会肥胖症诊疗指南编写委员会, 张忠涛, 纪立农, 等. 肥胖症诊疗指南(2024年版)[J]. 中国循环杂志, 2025,40(1): 6-30.

[4] 王岳鹏, 臧丽, 母义明. 中国肥胖的现状及管理[J]. 中华内科杂志, 2023,62(12):1373-1379.

[5] 中华医学会健康管理学分会, 中国营养学会临床营养分会, 全国卫生产业企业管理协会医学营养产业分会, 等. 超重或肥胖人群体重管理流程的专家共识(2021年)[J]. 中华健康管理学杂志, 2021,15(4):317-322.

第五章

想用"减重针"，这些问题需提前知道

01

科学认识
"减重针"

医生常说的GLP-1类"减重针"是什么?

A 通过控制食欲,降低能量摄入,进而帮助实现减重,让你瘦下来!

近年来,基于营养刺激激素(NuSH)受体靶点研发的相关药物,即新型"减重针",成为减重药物研发的新领域。NuSH是指一系列由饮食营养成分刺激所分泌的发挥调节食欲与内分泌代谢的激素,如胰高血糖素样肽-1(GLP-1)、胰高血糖素(GCG)等。

GLP-1类"减重针"是基于GLP-1受体靶点研发的减重针,它的特别之处在于,注射后可有效控制你的食欲,从而以较低的能量摄入来实现减重。

GLP-1是人体肠道分泌的一种激素,它就像一位"管家",管理着人的食欲,维持体重和血糖的秩序。

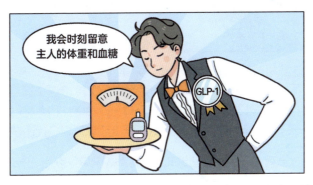

当我们吃东西的时候,身体会把GLP-1从肠道中召唤出来。这位"管家"就会进入工作状态,开始计算进食量的账单,并给身体里的各种器官下达指令。

- 通知胃肠道蠕动放慢点,让主人觉得胃塞不下了;

- 通知大脑这顿摄入的能量已达标,让主人别再胡吃海喝了;

- 通知胰腺分泌胰岛素,赶紧把血糖给降下来。

而GLP-1类"减重针"则是通过激活GLP-1受体(GLP-1R),让身体里的GLP-1活跃起来,所以也叫它GLP-1受体激动剂。

这个"管家"不仅能告诉你什么时候该停止进食,还能帮助保持血糖的平衡,甚至调节心血管健康,确保身体各个系统协调工作。

因此,当我们使用GLP-1类"减重针"的时候,相当于让这位"管家"活跃起来,控制食量,避免吃太多,帮助血糖保持相对平稳,体重也就不会失控了。

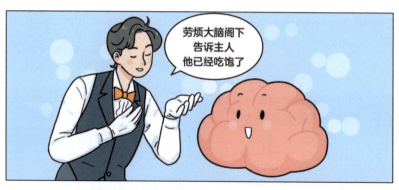

劳烦大脑阁下告诉主人他已经吃饱了

GLP-1受体激动剂最初用于2型糖尿病的治疗,随着减重适应证的获批和临床使用,使其逐渐在全球产生热度。基于GLP-1R这个靶点,科学家们还开发出了双靶(如GCG/GLP-1双受体激动剂等)和多靶(如GLP-1/GIP/GCG三受体激动剂等),在减重的基础上还具备更多代谢获益。

目前,国内已有单靶和双靶的GLP-1类"减重针"获批上市,为需要减重的朋友带来了更多的科学减重手段。

温馨提示:药物需在医生指导下使用,并结合饮食、运动等生活方式干预,以实现更好的减重效果!

Q GLP-1 类"减重针"有哪些,减重效果、安全性等都一样吗?

A "减重针"是根据营养刺激激素(NuSH)受体靶点研发的药物,临床上种类较多。特别提醒,这是一种处方药,必须在临床医生的指导下使用。

根据作用于减重靶点数量的不同,"减重针"可分为以下几类:单靶点激动剂、双靶点激动剂、三靶点激动剂(还在研发中)。

"减重针"的使用需要根据个体的健康状况、BMI,以及是否有其他慢性疾病来决定。每种药物在治疗中有不同的适用范围和推荐人群,建议在医生的指导下进行选择。

建议在与医生面诊时提出个人需求和意愿,医生将根据具体情况选择合适的减重药物,并讲解用药方法、不良反应的应对方式及随访安排。

不同GLP-1类减重药作用机制、临床疗效及不良反应

靶点	减重机制	临床减重疗效[*,a]	不良反应[b]
双靶 GCG/GLP-1	减少能量摄入 + 增加脂肪燃烧；还可直接作用于肝脏，促进脂肪代谢和分解	48周平均减重 12%～15%，最高可达21%	胃肠道反应，包括腹泻、便秘、消化不良、食欲下降等。这些不良反应一般为轻至中度，多见于治疗初期和剂量递增期，可随治疗时间的延长而逐渐减轻，少数可出现较为严重的副作用，如胰腺炎、胆囊问题等，使用时需特别留意
双靶 GIP/GLP-1	减少能量摄入 + 降低异位脂肪沉积；间接作用于肝脏，有助于减少体内脂肪积累	52周平均减重 14%～20%	
单靶 GLP-1	减少食欲和能量摄入	44周平均减重约13%	

注：*需要注意的是，由于研究人群与时长等因素的影响，各类减重针的临床疗效不能直接比较，也不能代表某名具体患者的治疗效果。

a.依据患者的基础体重、药物剂量和治疗时长，减重效果不同。

b.这类产品的不良反应相对一致。

新一代双靶"减重针"有哪些特点?

 A 双靶"减重针"比单靶"减重针"多1个靶点,能够协同增效。

靶点是身体内的一种受体、酶、离子通道和载体等生物大分子,药物通过与这些靶点结合来发挥作用。简单来说,靶点就是相当于"靶子",而减重药物相当于"标"。当我们用"标"击中了"靶子",就可以发挥药效,通过多种方式有效减重了。

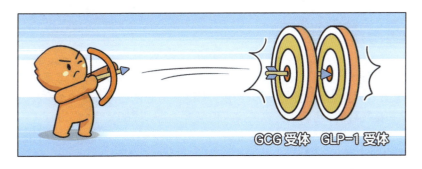

在减重药物的研发中,主要的靶点除了GLP-1受体,还有胰高糖素(GCG)受体等。

新一代GCG/GLP-1双靶受体"减重针",在GLP-1发挥控制食欲和减轻体重的基础上,进一步激活GCG受体,促进糖分解和糖异生,同时还帮助脂肪代谢、分解和增加能量消耗。两者联合,协同减少食物摄入,增加能量消耗,展现出优异的减重作用。

GCG/GLP-1 双靶"减重针"的作用机制是什么?

 通过抑制食欲,减少能量摄入,同时促进燃脂,增加能量消耗。

减重实际上是一场能量代谢的"入不敷出"。胰高血糖素受体(GCGR)和胰高血糖素样肽-1受体(GLP-1R)双重激动剂通过调控人体能量代谢,实现减重及额外代谢获益。

减少能量摄入

GCG/GLP-1双靶"减重针"与其他GLP-1类减重针一样,都有减少能量摄入的作用,主要是通过作用于中枢和胃肠道上的GLP-1受体,增加饱腹感,降低饥饿感,来减少人们想要大吃大喝的欲望;通过延缓胃肠蠕动,让自己饿得比较慢;此外,还可作用于胰腺,促进胰岛素分泌,帮助降低血糖水平。

增加能量消耗

GCG受体激活通过抑制脂肪酸和甘油三酯(即脂肪合成的原料)的合成,降低血液中的胆固醇水平,从而进一步优化脂肪代谢,减少全身和内脏脂肪。

此外,GCG受体可有效"激活"脂肪组织,促进白色脂肪棕色化,进而产热供能,增加能量消耗。同时,GCG受体激活直接作用于肝脏,将肝脏内的脂肪氧化分解,减少内脏脂肪。这就是GCG/GLP-1双靶"减重针"的"燃脂"作用。

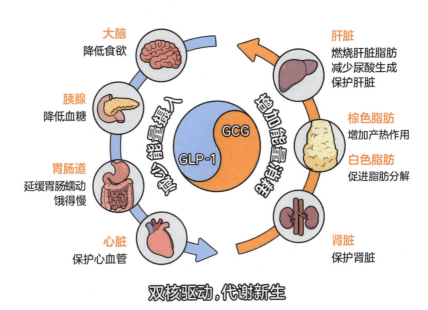

直接作用护肝

除了改善脂肪肝外,它还能减轻肝小叶的炎症,改善肝纤维化,阻止向肝硬化发展,从而提高肝细胞的存活率,实现有效的肝脏保护,发挥"护肝"的作用。

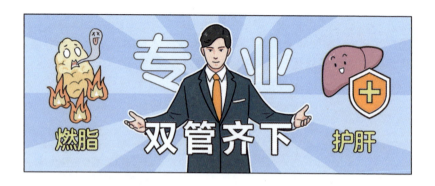

全面代谢获益

此外,GCG/GLP-1双靶"减重针"的脂肪代谢作用还对改善心血管健康、降低血脂有积极作用。研究显示,它可帮助超重和肥胖患者降低体重,减少腰围,还具有降压、降脂、降尿酸、改善脂肪肝等作用,实现全面代谢获益。

这种机制已经被临床研究证实:GCG/GLP-1双靶"减重针"玛仕度肽,可降低体重约21%,减少腰围近11cm,减少肝脏脂肪含量达80%,对血压、血脂、血尿酸等也有明显改善。

GIP/GLP-1 双靶"减重针"的减重机制是什么？

 可以同时激活 GIP/GLP-1 两种肠促胰素受体，达到 1 + 1 > 2 的效果。

GIP 是抑胃肽（又称"糖依赖性胰岛素释放肽"），和 GLP-1 同属于肠促胰素。它们都在进食后释放，像"桥梁"一样将胃肠道营养吸收与胰岛激素分泌联系起来。两者的减重机制有相同之处，又存在区别。

GIP 和 GLP-1 合成位点及减重机制

区别	GLP-1	GIP
合成位点	小肠 L 细胞	小肠 K 细胞
减重机制	延迟胃排空时间，抑制食欲，进而帮助减轻体重	GIP 受体在脂肪组织中大量存在，GIP 可增强白色脂肪组织餐后的脂质缓冲能力，并提高脂肪组织对胰岛素的敏感性，防止异位脂肪沉积

GIP 由小肠 K 细胞产生，可与胰岛、皮下和内脏脂肪、骨骼、心脏等多种组织中的 GIP 受体结合。人体在正常生理状态下，餐后 GIP 和 GLP-1 会同时释放。通过药物联合，靶向结合 GLP-1 受体和 GIP 受体，可以模拟这种生理性肠促胰素作用，不仅提升减重效果，还能减少单独激活 GLP-1 受体带来的恶心和呕吐。

此外,GIP受体还在白色脂肪组织(WAT)中大量存在,可直接对白色脂肪组织产生作用,而GLP-1是间接作用于白色脂肪组织。

白色脂肪组织是储存脂肪的"仓库",但到了肥胖的程度,它就"爆仓"了,脂肪会去到不该去的地方,异位沉积到肝脏、骨骼肌等位置,引起胰岛素抵抗、心血管疾病、非酒精性脂肪性肝病等一系列代谢性疾病。

通过靶向GIP受体,可以激活一系列有益的生理机制,包括增加血流灌注、提高脂蛋白脂肪酶活性、增强胰岛素刺激下的葡萄糖摄取,从而缓解白色脂肪组织的压力,将脂肪引导回正确的位置,减少脂肪异位沉积带来的代谢性疾病。

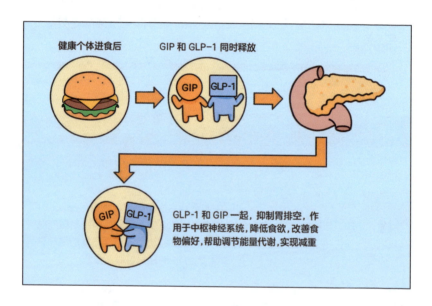

总的来说,研究表明,GIP/GLP-1双受体激动剂减重效果,优于两者单独使用。

使用GLP-1类"减重针",
多久才会看到效果?

 肥胖和超重人群个体化情况不同,减重速度也因人而异,减重关键在于坚持。

每个人的基因、体质、BMI等各不相同,使用的减重药物剂量也不同,这些都会影响减重起始效果。所以,减重效果会因人而异。有些人可能比较快速,在一周内就能观察到显著的掉秤效果,而有些人可能需要等到1个月后,才能察觉到体重发生改变。结合临床反馈:

● **快速反应者**:一些人可能在开始使用GLP-1类"减重针"后一周内就能看到显著的体重变化,尤其是在控制饮食和增加运动的情况下。

● **渐进性效果**:大多数人通常需要1个月左右才能看到较为明显的体重变化。在此期间,可能会感觉到食欲减少、饱腹感增强,这为长期减重打下基础。

● **长期效果**:如果持续使用,3~6个月内通常会看到较为显著的减重效果,尤其在结合健康饮食和适量运动的情况下,减重效果更加明显。

如何增强效果

● **饮食控制**:虽然GLP-1类"减重针"可以帮助减少食欲,但合理的饮食搭配仍然至关重要。选择低热量、高营养的食物可以加速减重进程。

● **增加运动**:适量的有氧运动和力量训练不仅能帮助燃烧更多脂肪,还能改善新陈代谢,进一步促进减重效果。

● **持续使用**:坚持按医嘱使用药物,使药物更好发挥效果,避免自行停药或调整剂量。

● **个体化调整**:根据每个人的体质和减重需求,医生可能会调整药物剂量或治疗方案,以帮助达到最佳效果。

用"减重针"减肥,会有哪些风险?

 使用"减重针"后,可能会出现以下几种情况,需要您提前知晓。

胃肠道不良反应

这是使用减重针后最常见的不良反应。使用"减重针"后,40%～70%的人可能会出现胃肠道不良反应,如恶心、呕吐、腹泻或便秘等。这些不良反应大部分为轻中度,且在用药初期、剂量递增时出现。建立药物耐受后,胃肠道反应显著下降,已经出现的胃肠道反应可以通过改变饮食和生活习惯来改善。

疲惫乏力

"减重针"通过抑制食欲和延缓胃排空来减少食物摄入,可能导致能量摄入不足,从而引起疲劳乏力。此外,用药初期的胃肠道不适、腹泻、呕吐等不良反应会引起体液丢失,也会导致疲惫、乏力。应在用药期间选择高营养密度、低热量的食物,确保摄入足够的能量和营养。避免过度节食,保持适量的碳水化合物摄入,以维持身体能量供应。

过敏反应

"减重针"引起免疫应答反应,导致过敏的概率为0.01%～0.1%。

过敏主要的表现是皮肤上出现荨麻疹,也就是一团一团隆起的包块,类似某些蚊子咬出来的大包。过敏严重时,还可能出现血管性水肿。如果你之前对某种"减重针"有血管性水肿或速发严重过敏反应史,在使用另一种"减重针"时,建议先咨询医生,以防发生类似的过敏反应。此外,"减重针"也可能会导致注射局部的不良反应,出现皮疹、红斑,但基本上是轻度、暂时的,一般不需要特殊处理。

特别提醒,"减重针"一定要在医生的指导下使用,如果出现持续时间过长或症状严重的不良反应,需要及时就医。

02

"减重针"，
并不是人人都能打

近年来大火的"减重针",我能用吗?

 专业评估适合后才能使用!请务必咨询医生,并在其指导下合理使用。

首先,"减重针"不是可以随便买到的保健品,它属于处方药,必须凭医生的处方才能在医院或药店购买。

根据《肥胖患者的长期体重管理及药物临床应用指南(2024版)》的建议,"减重针"适合的成年人主要有以下两种。

"减重针"适合的成年人

	超重（24.0kg/m² ≤ BMI < 28kg/m²）	肥胖（BMI ≥ 28.0kg/m²）
情形	伴有至少一种体重相关的合并症*	无论是否伴有体重相关合并症
方案	直接开始药物治疗且生活方式干预需要贯穿始终	直接开始药物治疗,且生活方式干预需要贯穿始终

*合并症指如脂肪肝、血脂异常、糖尿病前期、高血压、高尿酸血症、负重关节疼痛、阻塞性睡眠呼吸暂停综合征等

- **超重($24.0kg/m^2 \leqslant BMI < 28.0kg/m^2$)并伴有至少一种体重相关的合并症**(例如,脂肪肝、血脂异常、糖尿病前期、高血压、高尿酸血症、负重关节疼痛、阻塞性睡眠呼吸暂停综合征等)。

- **肥胖患者($BMI \geqslant 28.0kg/m^2$)无论是否伴有体重相关合并症**,应该直接开始药物治疗,且生活方式干预需要贯穿始终。

在考虑使用"减重针"之前,建议先咨询医生:"我是不是可以用减重针来减重?"如果回答是肯定的,可以在医生指导下购买和使用"减重针"。

BMI刚超过24,医生为什么让我用"减重针"?

 这说明你已存在体重相关合并症,或者经过生活方式干预后还是无法获得减重效果。

如果BMI刚刚超过24kg/m²,说明已经超重(24.0kg/m² ≤ BMI < 28.0kg/m²)。我们前面讲过,超重或肥胖可带来多种健康危害,如果出现超重且合并体重相关合并症,那么可以选择药物来帮助减重。

如果医生建议你使用药物治疗,这说明你可能存在至少一种体重相关合并症,如:

- 糖尿病前期(空腹血糖受损和/或糖耐量异常)、高血压、血脂异常、脂肪肝中的一种或几种;

- 负重关节疼痛;

- 肥胖引起呼吸困难或有阻塞性睡眠呼吸暂停综合征等。

如果没有体重相关合并症,可能是你尝试了各种生活方式干预的方式后,效果依然不佳(如3个月减重<5%或未达预期),此时也可考虑选择药物进行减重。

《肥胖患者的长期体重管理及药物临床应用指南(2024版)》《肥胖症诊疗指南(2024年版)》等均推荐"减重针"作为超重与肥胖患者减重的手段之一。

当然,即使用了"减重针",也要记得保持健康的生活方式!

我想瘦全身、变美丽,能打 "减重针"吗?

 能不能打要看具体情况,得先找专业医生帮你评估。

目前国内批准的"减肥针"主要适用人群包括以下两类。

1 BMI ≥ 28kg/m² 的肥胖人群,通过生活方式干预无法达到减重目标。

2 24kg/m² ≤ BMI < 28kg/m² 且伴有至少一种体重相关合并症,如高血糖、高血压、血脂异常、脂肪肝、阻塞性睡眠呼吸暂停综合征、心血管疾病等通过生活方式干预无法达到减重目标。

在中国,肥胖和超重人群中其他疾病的患病率分别高达81.8%和49.0%。这类人群不仅有"外表胖"的问题如"大肚腩"(也就是腹型肥胖),且内脏脂肪超标,往往合并脂肪肝(据统计,肥胖人群中脂肪肝的患病率高达80%);此外,还可能有内脏脂肪沉积带来的一系列健康隐患,如糖尿病、心脑血管病等。

如果你想要健康地瘦全身,那减轻体重的同时,减少内脏脂肪才是关键。

如:GCG/GLP-1双靶"减重针"可通过激活GLP-1受体减少能量摄入,增加能量消耗,促进脂肪分解,实现有效减重;同时,通过激活肝脏GCG受体,燃烧肝脏脂肪,减轻肝脏炎症,保护肝脏健康。

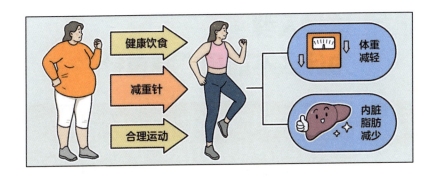

所以，想要瘦全身、变美丽，既要减轻体重也要减少内脏脂肪。通过合理控制饮食，适量运动，如果符合适应证也可根据医生专业建议使用GCG/GLP-1双靶"减重针"，以实现减轻体重、保护肝脏的目的。

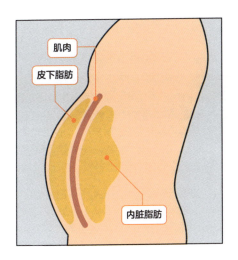

这类人群
为什么不能用"减重针"?

使用"减重针"前,应在专业医生的指导下先进行全面的身体检查和评估,再根据医嘱决定是否使用。

虽然"减重针"能帮助人们减轻体重、带来多重健康获益,但并非适合所有人。

"减重针"禁用人群

禁用人群	禁用原因
对"减重针"任何成分或其中的辅料过敏者	如果对"减重针"药物活性成分或任何辅料过敏,使用可能会引起严重的过敏反应,如速发严重过敏反应、血管性水肿、皮疹、荨麻疹等(详细可查看第五章第三节中"注射部位出现不适怎么办?")因此,这类人群应避免使用
甲状腺髓样癌(MTC)个人既往病史或家族病史或多发性内分泌肿瘤综合征Ⅱ型(MENⅡ)	动物研究显示,"减重针"可能会引起甲状腺C细胞肿瘤(腺瘤和癌)发生率升高,且随着药物剂量增大、治疗持续时间延长,发生风险可能更高。尽管目前尚不清楚"减重针"是否会引起人类甲状腺C细胞肿瘤,包括MTC,但出于安全考虑,"减重针"禁用于有MTC个人既往病史或家族病史的患者或MENⅡ患者

"减重针"不建议使用人群

不建议使用人群	不建议使用原因
1型糖尿病患者	非胰岛素替代品
重度肝、肾功能损伤	临床使用经验不足
纽约心脏病学会（NYHA）Ⅳ级充血性心脏衰竭	无使用经验
急性胰腺炎	目前尚不清楚既往有胰腺炎病史的患者使用"减重针"发生胰腺炎的风险是否更高，如果怀疑胰腺炎，应停用；如确诊为胰腺炎，不应再使用"减重针"进行治疗
胆囊疾病	体重的大幅减轻可能增加胆石症的风险，并可能进而引发胆囊炎。如果怀疑有胆囊炎，应进行胆囊相关检查和临床随访
急性肾损伤	在接受GLP-1受体激动剂"减重针"治疗的患者中，已有急性肾损伤和慢性肾功能衰竭恶化的事件发生
重度胃肠道不良反应	尚未在重度胃肠道疾病患者中开展临床试验，因此不推荐这类患者使用本品

总之，在考虑使用"减重针"前，一定要先咨询专业医生，并接受全面的身体检查和评估，以确定是否适合使用这类药物。同时，也要了解药物的潜在风险和不良反应，并在医生的指导下合理使用。

这些特殊人群
能用"减重针"吗?

 备孕期、妊娠期、哺乳期不能打"减重针",儿童和青少年一般不建议用,老年人能用,但要注意控制减重速度。

备孕期、妊娠期、哺乳期不能进行"减重针"注射

- **备孕期:** 如果在打"减重针"的过程中计划怀孕,应至少停药2个月。如果未计划怀孕,具有生育能力的女性在接受"减重针"治疗时建议采取避孕措施。

- **妊娠期:** 由于妊娠女性使用"减重针"的数据有限,因此,妊娠期间(指怀孕到生产的整个过程)不得使用这类药物。如果在使用"减重针"治疗过程中发现怀孕,应该停药。

- **哺乳期:** 不能排除对母乳喂养儿童的风险,所以哺乳期妇女也不建议使用。动物研究显示,在哺乳期大鼠中,"减重针"药物可分泌至乳汁中,且现阶段不能排除对母乳喂养儿童的风险。因此,哺乳期女性不得使用这类药物。

总之,在备孕、妊娠和哺乳期间,一定要避免使用"减重针"。另外,建议接受"减重针"治疗、有生育能力的女性采取避孕措施。如果有任何疑问或特殊情况,请务必咨询专业医生,确保母婴安全。

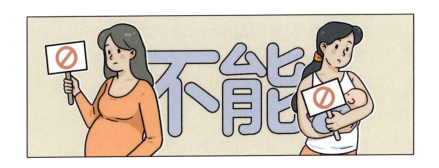

儿童和青少年一般不建议用"减重针"

国内目前还没有批准用于儿童或青少年的减重药物。儿童和青少年处于生长发育期，出现超重或肥胖时，首选的减重方法是饮食、运动等生活方式管理，一般不建议用"减重针"。

部分达到中重度肥胖的儿童或青少年，如果在良好的生活管理的基础上，体重还在增加，或者相关合并症没有改善，且家长及本人有强烈用药的意愿，建议与医生进行充分沟通，依据医生的建议选择药物进行治疗。

结合临床反馈，儿童和青少年使用"减重针"可能带来以下后果。

● **影响生长发育：** 儿童和青少年的身体尚未完全发育，使用"减重针"可能会干扰正常的生长发育过程，尤其是对骨骼和肌肉的影响。

● **代谢紊乱：** 儿童和青少年的代谢系统尚未成熟，使用"减重针"可能会导致血糖、血脂等代谢指标的异常波动。

● **心理影响：** 过早使用药物减重可能会对儿童和青少年的心理产生负面影响，如对药物的依赖或对体重的过度关注。

老年人能用"减重针",但要注意控制减重速度

多项试验表明,老年人使用"减重针"比较安全。大多数"减重针"兼顾血糖、血压、血脂的改善,且有改善心血管以及肾脏结局的临床证据,比起其他药物,通常推荐老年肥胖症患者使用"减重针"。

不过需注意,**老年肥胖症患者通常有以下特点**。

合并症较多,比如三高(高血糖、高血压、高血脂)、心血管疾病等;

肌肉力量和功能下降,可能存在过度肥胖和肌肉减少并存的情况;

老年人留点脂肪,一定程度上能帮助对抗重大疾病。

结合临床反馈,**老年人使用"减重针"可能带来以下后果**。

- **肌肉流失:** 老年人本身肌肉量较少,如果减重速度过快,可能会导致肌肉进一步流失,增加跌倒和骨折的风险。

- **营养不良:** 老年人消化吸收功能较弱,使用"减重针"可能会进一步影响食欲,导致营养不良。

- **代谢变化:** 老年人代谢较慢,使用"减重针"时可能会出现血糖、血压等指标的异常波动,须密切监测。

因此,老年人减重要谨慎。遵医嘱选择使用"减重针",合理控制减重速度,同时配合高蛋白饮食、适当有氧运动等生活管理方式。

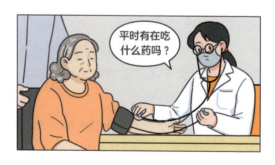

03

"减重针"在哪买，怎么打，怎么存

使用"减重针"前，我要做什么检查？

 肝肾功能、超声、血清淀粉酶、脂肪酶等检查，重点排查是否存在禁忌证。

在使用"减重针"前，一定要尽早发现自身不适宜用药的情况，并且避开使用，以免造成不良后果。在使用前需要好好检查下面几个方面，进行严格排查。

- **排查严重肝肾功能不全**：部分GLP-1类"减重针"禁用于严重肝肾功能不全，因此用药前需要常规检查肝肾功能。

- **排查怀孕**：GLP-1类"减重针"禁用于孕妇，女性人群用药前确保没有怀孕，如果不确定可进行人绒毛膜促性腺激素、子宫超声等检查排除怀孕。

- **排查有无甲状腺髓样癌（MTC）或其家族史**："减重针"禁用于有MTC病史或家族史的患者，所以用药前先看看直系亲属（如父母、祖父母、外祖父母、兄弟姐妹等）有没有患过MTC，同时自己也要做甲状腺功能检查和甲状腺超声排查一下。

- **排查多发性内分泌肿瘤综合征Ⅱ型（MENⅡ）**：MENⅡ是一组有明显家族倾向的遗传性疾病，甲状腺、肾上腺和甲状旁腺都需要进行超声检查进行排查，如果发现有肿瘤，则禁止使用"减重针"。

- **排查胰腺炎**：虽然大量研究显示，"减重针"治疗并不会增加急性胰腺炎的发生风险，但临床使用中曾报告过与此类药物治疗相关的

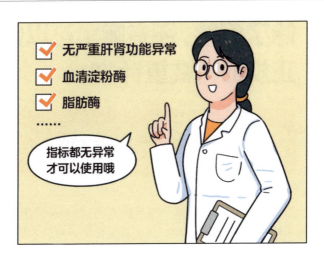

急性胰腺炎不良事件。出于安全性考虑，有胰腺炎病史者不推荐使用；如出现急性腹痛、呕吐等症状，建议到医院做血清淀粉酶、脂肪酶等检测，排查急性胰腺炎。

排查其他禁忌证

- **严重胃肠道疾病**：如炎症性肠病（克罗恩病、溃疡性结肠炎）或糖尿病性胃轻瘫，可能会加重胃肠道不良反应。

- **重度心力衰竭**：部分"减重针"可能加重心脏负担，禁用于纽约心脏病学会（NYHA）Ⅳ级充血性心力衰竭患者。

- **药物过敏史**：如果对"减重针"的任何成分（如活性成分或辅料）过敏，禁止使用。

总之，为了保证"减重针"的安全使用，患者应配合医生做相关检查。

除了医院,还有哪里可以购入正规的"减重针"?

 一般还可以在药店、电商平台买到,但前提需要有医生开的处方。

首先,大家要知道! **"减重针"属于处方药**,合规的使用流程应该是:**患者先经过医生诊断评估,再由医生开具处方后才能购买。**

除了医院之外,一般还可以在以下正规渠道购买到"减重针"。

- **药店:** 部分药店可能会有"减重针",购买的时候,记得带着医生开好的处方。

- **电商平台:** 部分电商平台开通了"减重针"的线上问诊及购买。患者(非线上首诊)可以在平台上填写问诊信息并和医生沟通,医生开具线上处方后,患者就可以根据平台引导购买药品。

- **社区卫生服务中心:** 部分社区卫生服务中心可能提供"减重针"的购买服务,但同样需要医生开具处方。

- **专科诊所:** 一些内分泌科或肥胖专科诊所也可能提供"减重针"的购买服务,但需要提前预约并接受医生的评估。

所以,不管是在医院、药店、电商平台还是其他正规渠道,想要购买"减重针",都需要先遵循医生评估、开处方这一流程。

还有,大家一定要重视用药安全,不要图省事而听信一些"小贩"不需要处方就可以用药的说辞,买到不正规的药,甚至是假药,进而导致不规范用药!

"减重针"怎么正确注射？

选择皮下脂肪丰富且容易操作的部位注射，如腹部、大腿、上臂，并严格按照说明书步骤操作。

"减重针"需要进行皮下注射，避免注射到静脉和肌肉里面，推荐选择以下部位。

- **腹部：**因为皮下脂肪较厚，腹部成为常用注射部位，选择腹部脐周（肚脐周围5cm区域以外）。

- **大腿：**大腿的脂肪分布均匀，同样适合注射。但要避开大腿内侧，因为这里的神经和血管较多。

- **上臂：**适合皮下脂肪较厚的人群，但可能需要他人帮助。

请勿在注射前再次触摸已清洁的区域。

请勿在皮肤柔嫩、青肿、发红或变硬的区域注射。

尽量不要靠近腰的两侧，腰侧的皮下组织厚度会变薄，容易注射在肌肉上。

同一部位反复、多次的注射，可能产生局部硬结和皮下脂肪增生，可以轮换注射部位。

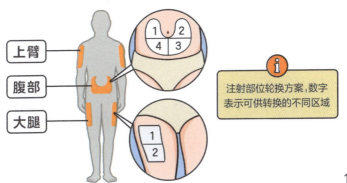

注射部位轮换方案，数字表示可供转换的不同区域

如果把握不准，前几次的注射，可以去健康体重管理门诊咨询专业的医生，让专业人士帮助进行注射。

"减重针"常见的注射装置有两种类型

- 可重复多次使用的注射笔，每次需要调整剂量，更换新针头。

- 一次性装置注射笔，不用调节剂量，无须更换针头，更为方便。

多次使用的注射笔使用要点

- **拒绝共享：** 不要和他人共用注射笔或针头，使用前不要弄弯或损坏针头。

- **检查药品及前期准备：** 注射前至少等待30分钟，使注射笔自然回暖至室温。准备好注射所需的所有材料，如果发现有变色或浑浊，就不要使用了。注射前务必用肥皂和清水彻底洗手，避免感染。使用酒精棉片或消毒棉球清洁注射部位，待其自然干燥后再注射。

- **安装针头：** 多次使用的注射笔需要安装针头，并取下针帽。

- **排除空气与检查药物流动性：** 每次使用新注射笔前，先排掉空气。

- **调整剂量：** 如果注射笔是固定剂量的，不用调整，直接注射即可；如果是可调剂量的注射笔，使用前注意调到正确的剂量。

- **选择注射部位：** 可以选择上臂、大腿或腹部进行注射，注射前记得用酒精棉消毒。

- **注射：** 轻轻捏起注射部位的皮肤，形成褶皱，完全按下注射推键，停留几秒，拔出针头即可。

- **拔出针头：** 如注射部位有出血，用纱布轻轻按压止血，必要时使用创可贴，千万不要摩擦注射部位。

一次性注射笔使用要点

一次性注射笔使用的前期准备、选择注射部位、注射完成后注射部分的处理与可多次使用的注射笔相同,请参考上述描述。一次性注射笔进行注射时分为三步。

1 一般需要在5分钟内完成注射。

2 听见第一次"咔哒"声表示注射开始,可通过视窗观察,注射过程中不要移动、倾斜或者旋转注射笔。

3 听到第二次"咔哒"声,表示注射完成,保持几秒,提起注射器。

注射部位出现不适怎么办?

 一般情况不必过于担心，这些不良反应都是暂时的。

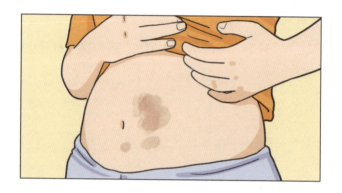

常见的注射不良反应及应对方法包括以下几种。

1 **皮疹、红斑**：轻度，面积小无须特别处理。可以通过更换注射部位、勤换针头等来缓解。注射前务必用酒精棉片消毒注射部位。

2 **结节**：是对聚合物的炎症反应，一般4~6周会消失。如果结节伴有疼痛或红肿，可以局部热敷促进血液循环，轮换注射部位有助于减少结节的发生。

3 **疼痛**：可以局部冰敷减轻局部疼痛/不适感。如果疼痛持续，可以尝试调整注射角度（如从90°改为45°），或选择脂肪较厚的部位注射。注射后避免立即进行剧烈运动，以免加重局部不适。

温馨提示：如果症状严重（如皮疹、红斑范围有扩大倾向、全身不适等）或症状持续不退、反复出现，一定要及时寻求医生的帮助。

Q 使用"减重针",为什么要从小剂量逐渐增加?

 A 逐渐滴定剂量,即从小剂量开始,逐渐加量至维持剂量,可以让身体更好地适应药物。

患者在使用"减重针"的时候,可能或多或少会有点胃肠道反应,比如恶心、呕吐或者腹泻等。

通过从小剂量开始,然后慢慢增加,可以帮助身体适应药物,提高对于药物的耐受性,有助于药物更好地发挥作用,减少因身体不适应而不得不停止用药。

此外,不同的患者对药物的反应存在差异。医生在调整使用剂量的过程中,可以密切监测疗效,找到达到理想减重效果所需要的最小剂量。

总之,逐渐滴定剂量是一种科学且安全的方法,有利于个体化治疗,帮助更好地适应"减重针",同时优化治疗效果,并减少不良反应。

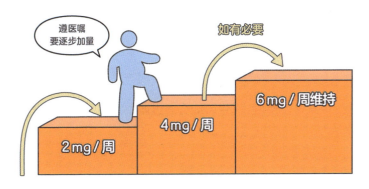

增加"减重针"的剂量后，出现不良反应怎么办？

 对于轻、中度的不良反应，可适当调整治疗计划来应对。

胃肠道不适是增加使用剂量后最常见的不良反应之一，包括恶心、呕吐、腹泻、便秘等。

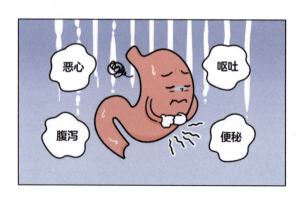

遇到这种情况，先不要慌，这种不良反应一般是短暂的，通常在达到稳定的维持剂量后会消失。

如出现头痛、乏力、食欲减退等症状，应及时与医生沟通。

一般轻、中度不良反应，医生可能会通过调整之前的"减重针"治疗方案来应对。

- 延长剂量递增阶段的持续时间,按前一剂量多维持2~4周(举个例子:之前已经按4mg的剂量维持4周,需要增至6mg,但此时选择继续维持4mg 2~4周后再加量)。

- 在胃肠道不良反应持续时不要增加剂量。

- 在增加剂量时出现胃肠道不良反应,调回到原来的剂量,等过几天后,再逐渐增加剂量。

- 在持续不耐受的情况下,将剂量设定为低于原来计划的最大剂量作为维持剂量。

此外,日常生活中可以做一些调整来缓解不适。

- 饮食调整:少吃高脂肪、高糖分的食物,选择清淡、易消化的食物,少量多餐,有助于减轻胃肠道不适。

- 多喝水:如果出现腹泻或呕吐,记得多喝水,避免脱水。

- 适当活动:轻度活动,比如散步,可能有助于缓解便秘。

如果以上方法都不能缓解不良反应,或者持续出现严重不适,如呕吐、剧烈腹痛或脱水,应立即停止使用"减重针",并尽快就医,在医生的指导下调整治疗方案。

使用"减重针"治疗，瘦到目标体重了，我可以停药吗，会反弹吗？

 不建议直接停药，需要维持治疗，擅自突然停药可能会快速反弹。想要调整治疗计划，建议咨询医生。

体重需要长期管理，减重后的体重维持才是最具挑战的部分。当使用"减重针"治疗，并配合生活方式管理，达到个人最佳体重后，临床上常用的体重维持方案有3种。

1 维持原有减重药物和生活方式干预不变。

2 减少减重药物剂量或间断性用药，结合生活方式干预。

3 停用减重药物，单纯生活方式干预。

我们知道，减重说到底还是"管住嘴""迈开腿"。减重就好比登山，"减重针"就像一个拐杖，可以帮助你更好地"管住嘴"，如果你的意志力足够强，拿掉这个拐杖后依然能够保持良好的生活习惯，就可以逐步停药，靠自己维持体重。

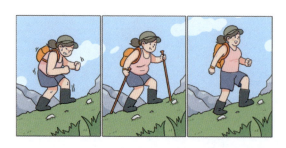

但生活方式干预需贯穿长期体重管理的始终,单纯的生活方式干预往往效果欠佳或者出现反弹。所以,建议瘦到目标体重后,尽量不要停药,借助"减重针"这个拐杖再向前走一阵子,也就是一段时间的维持治疗期,**等你有足够的能力,在饮食、运动、心理上独自前行,再逐步停药。**

为什么需要维持治疗

- **防止反弹:** 体重反弹是减重后常见的现象,尤其是停用药物后,食欲和代谢可能恢复到原来的状态,导致体重回升。

- **巩固成果:** 维持治疗可以帮助身体适应新的体重状态,巩固减重成果。

- **心理支持:** 减重过程中可能会面临心理压力,维持治疗可以提供一定的心理支持,帮助你更好地适应新的生活方式。

具体治疗维持期的方案如何制订,需要听从医生的指导,医生会根据我们对药物的接受度和体重维持的效果,来制订药物的使用疗程和生活方式管理方案。

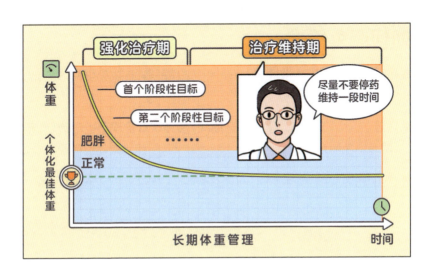

那为什么突然停药后会反弹呢

因为肥胖症具有慢性、复发性的特点,不管是饮食管理、运动干预,还是药物治疗,所有的减重手段都可能存在停止干预后体重反弹的问题。

"减重针"的治疗也不例外,它通过抑制食欲、延缓胃排空来帮助我们减少食物摄入,从而达到减重效果,停药后身体逐渐恢复"出厂记忆",可能会再次受到美食的诱惑,从而导致体重反弹。

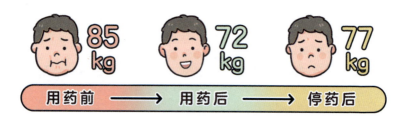

为了避免反弹,不要擅自突然停药!如果想要调整治疗计划,可以先和医生沟通,说明需求!

如何避免反弹

- **逐步减量**:在医生指导下,逐步减少药物剂量,而不是突然停药,给身体一个适应的过程。

- **强化生活方式**:在减量或停药期间,加强饮食管理和运动计划,帮助身体适应新的状态。

- **定期监测**:定期测量体重,及时发现问题并调整治疗方案。

"减重针"如何保存？

 未开封建议冷藏避光保存，已开封可短期室温保存或冷藏，记得记录开封时间。

- **未开封：** 放在冰箱冷藏层（2～8℃），避光保存。如有特殊需要，可以在原包装中室温（不超过25℃或30℃，具体参见药品说明书）条件下保存不超过30天，且不可再返回冷藏保存（2～8℃）。如果在该条件下超过有效期没有使用，应当丢弃。

- **已开封：** 室温存放（不超过25℃或30℃，具体参见药品说明书）或继续放冰箱冷藏层（2～8℃），首次使用后有效期14天～6周不等；不用时注意要盖上笔帽，避光保存。

注意！"减重针"千万不要冷冻

如果需要出差或旅行，未开封的"减重针"也要放入冷藏，此时可以准备冰袋来携带；如果已经开封，在常温下避光保存即可。

此外，保存时还需注意以下几点。

1 **检查有效期：** 如果超出标签上打印的有效期，请勿使用。

2 **检查药物状态：** 如果自动注射笔中药品浑浊、变色或含有颗粒，请勿使用；或自动注射笔中药品为冰冻状态（即便已经融化），请勿使用。

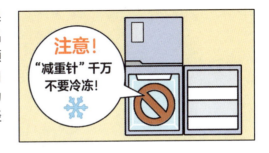

**偶尔漏掉一次注射，
会有影响吗？**

 偶尔漏掉一次注射别担心，及时"补救"影响
不大。

可以按照以下原则进行"补救"。

● **每日注射的短效"减重针"**：如果错过一次，直接跳过，按照正常时间表进行下一次注射即可。千万不要饭后"补救"注射。

● **每周注射的长效"减重针"**：请严格按照药品说明书来注射，目前国内获批的"减重针"，漏掉注射的处理方法如下。

"减重针"漏药后的处理方法

药品名称	用药频率	漏药后处理
玛仕度肽	1次/周	若距离上次给药2周内，则维持当前剂量补充注射，此后每周一次给药； 若距离上次给药大于2周，则咨询医生是否需要调整剂量，重新滴定
替尔泊肽	1次/周	若距离上次给药11天内发现漏药，尽快补充注射，此后每周一次； 若距离上次给药大于11天后发现漏药，本周略过即可，此后每周一次

续表

药品名称	用药频率	漏药后处理
司美格鲁肽	1次/周	若距离上次给药12天内发现漏药,尽快补充注射,此后每周一次; 若距离上次给药大于12天后发现漏药,本周略过即可,此后每周一次

注:此表为在中国批准用于成年原发性肥胖症患者减重治疗的药物,其余药物参见其药品说明书,使用请遵医嘱。

发现漏药了不要惊慌,回忆一下上次注射的时间,根据上述原则补救就好。如果还不放心,可以咨询医生。

✳ 互动提问

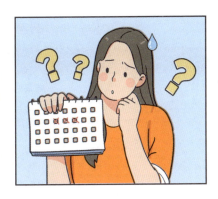

提问:

小美每周三注射一次长效"减重针",这周三因为工作忙,忘记了,直到周六休息时才想起来,这时候她需要补注射吗?下一次注射时间是什么时候?

正确答案: 由于距离上次注射药物小于11天,因此小美需要尽快补打这周漏掉的药物,并在下周开始仍然正常注射,注射时间仍为每周三。

开始治疗后,想要将"减重针"的注射日期提前,如何调整?

 想要调整注射方案,建议先去健康体重管理门诊咨询医生。

每周1次的长效"减重针"

如果想要提前注射"减重针",**至少与上次间隔3天(72小时)**,才可以再次注射,调整为新的注射日期,后续按这个新日期每周1次规律注射。

注:*具体间隔时间可参考药品说明书。

目前我国获批的"减重针"调整注射时间/日期的方法如下。

"减重针"用药频率及调整建议

药名	用药频率	调整建议
玛仕度肽	1次/周	如有必要,可以提前每周用药的日期,但两次用药间隔至少为5天(>120小时)。调整为新的用药时间后,继续每周1次注射
替尔泊肽	1次/周	如有必要,可以提前每周用药的日期,但两次用药间隔至少为3天(72小时),调整为新的用药时间后,继续每周1次注射
司美格鲁肽	1次/周	如有必要,可以提前每周用药的日期,但两次用药间隔至少为2天(48小时),调整为新的用药时间后,继续每周1次注射

注:以上内容来源于药品说明书,具体使用请遵医嘱。

举个例子: 小美原本每周五中午12点注射,后因周五有固定工作安排,需要调整注射时间,若小美使用的药物两次用药间隔至少为3天,则小美可以在下周一中午12点(此处为间隔3天)后,任选一个时间进行注射。小美选了周二,那之后就按照这个时间(即周二)每周进行规律注射。

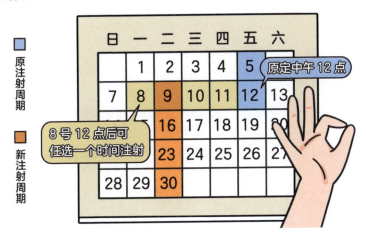

短效"减重针"

每日注射三次的"减重针":可以根据就餐时间调整,在餐前注射。

每日注射一次的"减重针":可自由调整时间,调整后需固定为每日同一时间注射。

如果还是有疑问,建议咨询医生。

04

打"减重针"需要
注意这些情况

用药期间，除了体重和腰围，还需要持续关注和检测哪些指标，何时复诊？

 还需持续关注和检测体脂、内脏脂肪、血糖、胰岛素、血压、血脂等代谢指标。

脂肪是保持身体内稳态的重要组成部分，与血糖、胰岛素、血压、血脂等代谢指标息息相关。过多的脂肪沉积会引发慢性炎症反应，进而导致一系列代谢损伤，这是2型糖尿病、高血脂、高血压等代谢性疾病的源头。

"减重针"除了作用于减重，还对血糖、血脂、血压和胰岛素功能有影响。因此，应重点检测这些指标，以评估药物的疗效与安全性。老年及肝肾功能不全的肥胖症患者，还要特别关注肝肾功能等。

需要持续关注的指标

- **体脂和内脏脂肪：**反映脂肪分布情况，内脏脂肪过多与代谢疾病风险密切相关。

- **血糖和胰岛素：**评估胰岛素抵抗和糖尿病风险。

- **血压：**监测心血管健康。

- **血脂：**包括总胆固醇、低密度脂蛋白（LDL）、高密度脂蛋白（HDL）和甘油三酯，评估心血管疾病风险。

203

● **肝肾功能：**特别是老年患者和肝肾功能不全者，需定期监测。

药物治疗的前 3 个月，<u>至少每个月到医院评估 1 次</u>，以确认药物的疗效及安全性，并为医生后续调整药物用量提供参考。3 个月之后可根据患者具体情况，适当减少复诊频率，但仍需**每 3 个月**评估血糖、胰岛素、血压、血脂等代谢指标。

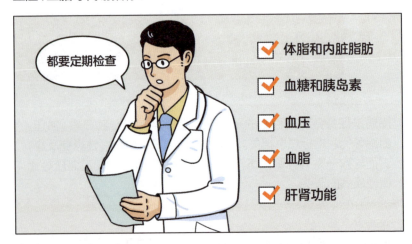

日期	体重 /kg	BMI/ （kg·m⁻²）	腰围 /cm	腿围 /cm	体脂率 /%	其他检测指标 （如肝功能指标等）, 具体根据检查内容 来记录
第 1 个月						
第 2 个月						
第 3 个月						
第 6 个月						
第 9 个月						
第 12 个月						

**"减重针"用药期间,
需要停掉其他药物吗?**

 请在首次用药时咨询医生。

目前,没有证据表明"减重针"会与其他的常用药物产生临床意义上的相互作用。通常情况下,不会影响其他药物的疗效或引起不良反应。因此,"减重针"用药期间,大多数情况下无须停掉其他药物。

不过,由于"减重针"会导致胃排空延迟,食物和药物在胃里的停留时间变长,可能会影响同时使用口服药的吸收速度,服用需快速胃肠道吸收的口服药的患者,使用时应谨慎评估。

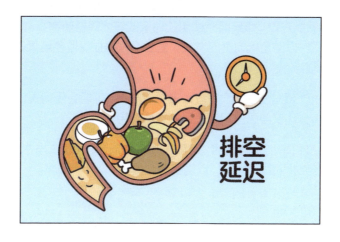

与"减重针"可能相互影响的药物在使用时的注意事项

药物	与"减重针"一起使用时的注意事项
华法林	一般无须调整剂量，但需要持续监测国际标准化比值（INR）
地高辛	一般无须调整剂量
二甲双胍	一般无须调整剂量
对乙酰氨基酚	一般无须调整剂量，用药时间错开1小时
他汀类降脂药	一般无须调整剂量
口服避孕药	一般无须调整剂量，用药时间错开1小时
左甲状腺素	监测血清T_4水平，调整用药剂量，服药时间错开
磺脲类药物	调整用药剂量，监测血糖指标

如有服用以上药物，首次注射"减重针"前，请务必咨询医生是否需要调整剂量！

其他注意事项

- **胰岛素类药物**：如果同时使用胰岛素或其他降糖药物，可能需要调整剂量，以避免低血糖的发生。医生会根据血糖监测结果进行个性化调整。

- **抗生素**：某些抗生素（如青霉素类）的吸收可能会受到胃排空延迟的影响，建议与医生沟通是否需要调整用药时间。

- **维生素和矿物质补充剂**：通常无须调整剂量，但建议与"减重针"的用药时间错开1小时，以确保吸收效果。

"减重针"与降糖/降压药联用,需要注意什么?

"减重针"与降糖/降压药联用时,一定要先咨询医生。

肥胖者常伴随2型糖尿病、高血压等慢性病,因此使用"减重针"时,往往不可避免会出现与降糖/降压药一起用的情况。

"减重针"不仅减重效果显著,还具备降糖功能。

血糖升高时,会促进胰岛素分泌,降低血糖;正常水平时,自动停止降糖。因此,单独使用"减重针",基本不会发生低血糖。但与其他降糖药物联用时,可能会因为药物作用叠加,增加低血糖的风险。

所以,"减重针"与降糖药物联用时,一定要注意监测血糖,如果出现心慌、出虚汗、手抖、眼冒金星、明显饥饿感等情况,要及时补充糖分(服用含糖饮料、葡萄糖片),并与医生沟通。

"减重针"还具有一定程度的降压作用,研究显示,它可以使收缩压降低2~3mmHg,因此与降压药联用,需要定期监测血压。

总之,"减重针"是否与降糖/降压药联用,一定要先咨询医生,并定期监测血糖和血压。

成年人在使用"减重针"期间,能喝酒吗?

 可以小酌,但最好别喝。

《中国居民膳食指南(2022)》指出成年人(此处不包含孕妇、乳母以及慢性病患者,这类人群不应饮酒)一天的酒精摄入量不应超过15g。研究表明,偶尔小酌一杯(酒精量<15g)并不会有特别大的影响。然而,酒精热量高、易致肝硬化,是全球患病和早逝的主要风险因素之一,长期或者过量饮酒对健康危害很大。因此,建议能不喝就不喝。

那"小酌"到底指多少呢

以52°白酒为例:

酒精量<15g,大约相当于4～5个矿泉水瓶盖的量。

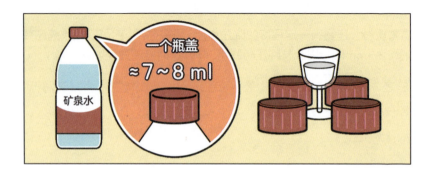

感冒、来月经能不能打
"减重针"?

 感冒、来月经并非使用"减重针"的禁忌证。

感冒

当感冒时,应该在医生指导下根据感冒的症状、严重程度以及是否同时服用感冒药等,判断能否继续使用"减重针"。此外,也需要从患者的实际用药体验和安全性考虑,因此,感冒不是使用"减重针"的禁忌证,但还是要分情况对待。

感冒时,"减重针"用药方案

感冒药用药情况和症状		"减重针"用药方案
没有服用感冒药	感冒症状较轻（如轻微鼻塞、咳嗽）	通常无须调整"减重针"剂量或停药,可以继续按照原计划使用
	感冒症状和"减重针"引起的胃肠道不良反应和感冒症状叠加	使用"减重针"可能会加重身体不适。这种情况下,建议在医生的指导下进行药物调整
服用了感冒药	服用了需要快速胃肠道吸收的口服药（如退热药、抗生素等）	需要谨慎使用"减重针"。因为"减重针"可能会延缓胃排空,影响其他药物的吸收效果。此时应在医生的指导下进行药物调整

由此可见，感冒时能否打"减重针"并不是一个简单的问题。它取决于感冒的严重程度、所用药物，以及患者的身体状况等。因此，在感冒时，最好先咨询医生，以确保用药的安全性和有效性。

月经期

处于月经期也要分情况讨论。

当你既往已经在医生的指导下开始使用"减重针"，并且经期没有特别的不适，那么在经期继续使用通常也不会有太大问题。

如果存在原发性痛经等经期综合征（如严重腹痛、头痛、乏力等），可能会影响身体的耐受性。此时，建议在医生的指导下进行药物调整或停药，以避免加重不适。

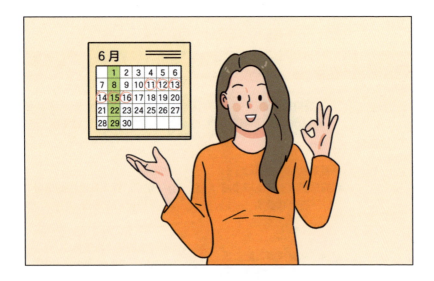

05

了解不良反应，
科学走出误区

使用"减重针"，出现胃肠道不良反应，正常吗？怎么缓解？

 一般是正常的。通过调整饮食、生活习惯以及适当药物治疗来缓解，如持续时间过长或症状严重，建议及时就医。

> 使用"减重针"后，40%～70%的人可能会出现胃肠道不良反应。这些不良反应是暂时的，程度较轻，可以通过改变饮食和生活习惯来改善。

常见的胃肠道不良反应

- **恶心：** 恶心是最常见的症状之一，尤其是在治疗的最初4～5周，随着身体适应药物会逐渐好转。预防与处理：建议在使用"减重针"30分钟后，吃一些易消化的食物如饼干、苹果、薄荷、姜或姜茶等，来帮助缓解恶心，避免闻可能加重恶心症状的强烈气味（如汽油味、烟草味等）。如果无法缓解，可在医生的指导下使用药物。

- **呕吐：** 少数人可能会出现呕吐。预防与处理：建议避免空腹用药。呕吐后要注意补充电解质水，避免一边吃饭一边喝水，可以选择饭前或饭后30～60分钟之间喝水，少食多餐。呕吐症状持续1～8天都是正常的，但如果持续超过8天，或出现头晕、意识模糊和疲劳，需要及时就医，在医生的指导下使用止吐/促胃动力药物。

- **腹泻：** 一般在治疗最初4周内开始出现腹泻，之后发生率逐渐下降，症状一般持续约3天。出现腹泻后，注意充分补水，可以喝柠檬水、苏打水，避免喝乳制品、咖啡等。减少高纤维食物的摄入。必要时使用益生菌或止泻药，可以咨询医生。

- **脱水：** 剧烈的呕吐和腹泻可能会引起脱水，表现为没有精神，全身无力，口渴、头晕、尿少等。所以，在出现呕吐和腹泻等症状的时候，要注意补充水分。可以喝含电解质水。若症状严重或持续不缓解，需要及时去医院，进行静脉补液。

- **便秘：** 便秘常常出现在打针后的前16周，特别是在前28天。建议多吃点膳食纤维含量多的蔬菜或水果，如芹菜、菠菜、苹果等。多喝水，增加日常活动量。必要时可以使用通便药物。

如何改善胃肠道不良反应

改善饮食的习惯

吃饭时细嚼慢咽，避免过快进食。
真正饿了再吃，避免无意识地进食。
感觉自己有饱腹感了就停止进食，避免过量饮食。
少食多餐，减少单次进食量。
饭后避免过度活动，也不要马上躺下。
避免在睡前吃东西。

调整饮食的结构

选择易消化、低脂、清淡的食物。
优先使用水煮、蒸等烹饪方式。
吃富含水分的食物，如番茄、黄瓜等。
尽量避免甜食，高热量、辛辣食物和罐头食品等。

记录饮食日记

记录每天的饮食内容和时间，可以帮助你确认加重症状的食物或进食时间。

生活习惯

多到户外呼吸新鲜空气，保持心情愉悦。

适度运动

如散步、瑜伽等，有助于促进消化。

何时需要就医

如果胃肠道不良反应持续加重，或出现以下情况，建议及时就医。

- 严重呕吐或腹泻，导致脱水。

- 腹痛剧烈，无法缓解。

体重急剧下降或其他异常症状。

就医贴士

记录不适症状的出现时间、持续时间和缓解方法，有助于医生更好地评估和调整治疗方案。

总之，使用"减重针"期间，胃肠道出现不适的情况是比较常见的，不必过于担心。通过上述饮食习惯和生活习惯调整，一般会慢慢好转，如果还是没办法缓解，一定要早点咨询医生。

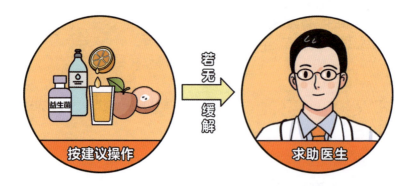

按建议操作　　若无缓解　　求助医生

使用"减重针"疲惫乏力正常吗?

 出现轻度的疲惫乏力是正常的。

这可能与多种原因相关,最主要的原因有以下几种。

- **肥胖/超重**:肥胖/超重本身便容易疲劳、倦怠,主要与患者的代谢、慢性低度炎症、睡眠障碍、心理因素等有关。但随着体重下降,疲惫乏力症状也会逐渐好转。

- **能量摄入降低**:"减重针"通过抑制食欲和延缓胃排空来减少食物摄入,可能导致能量摄入不足,从而引起疲劳乏力。选择高营养密度、低热量的食物,如瘦肉、鱼类、鸡蛋、豆类和全谷物,确保摄入足够的能量和营养。避免过度节食,保持适量的碳水化合物摄入,以维持身体能量供应。

- **轻微脱水**:用药期间出现腹泻、呕吐等不良反应引起了体液丢失,进而导致身体脱水、电解质紊乱等,也会出现疲惫、乏力症状。通过补充水分,如喝含水、盐和糖的溶液补液,或者口服补液盐(ORS)进行液体和电解质的补充。

- **睡眠不足、精神紧张**:用药初期引起的胃肠道不适,可能会导致睡不好,从而感觉疲惫。可以通过饮食调整、药物治疗来缓解,也可以尝试一些放松技巧,如深呼吸、冥想等,来帮助减轻疲劳感和不适。

- **血糖降低**:对于合并糖尿病的肥胖/超重患者,无论血糖过高或过低,都可能引起疲劳乏力的症状。如果使用"减重针",同时联合胰岛素、磺脲类降糖药物时，就有可能出现血糖降低，甚至低血糖的情况，这时候会因为能量供应不足，感到疲惫乏力。对于没有合并糖尿病的肥胖/超重患者，血糖调节能力是正常的，根据"减重针"血糖浓度依赖性的调节机制，单用不会引起血糖降低，也就不会出现由于血糖降低而引起疲惫乏力的情况。

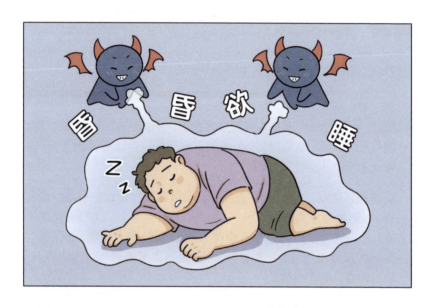

这里叮嘱一句，对于合并糖尿病，正在使用其他降糖药的肥胖/超重患者，若要使用"减重针"，一定要在医生的指导下进行，千万不可擅自减少其他降糖药的剂量，一定要按医生给的方案用药。

若存在影响日常生活工作的严重疲劳与乏力症状，或者自己无法判断时，建议尽快去医院就诊。

使用"减重针"发生过敏反应（如皮疹、血管性水肿）怎么办？

 先停用"减重针"，并尽快就医。

"减重针"确实有可能引起免疫应答反应，导致过敏，但发生的概率很低（概率约为 0.01%～0.10%）。

过敏主要的表现是皮肤上出现荨麻疹，也就是一团一团隆起的包块，类似某些蚊子咬出来的大包。

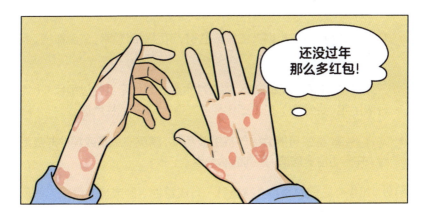

过敏严重时，还可能出现血管性水肿。

血管性水肿是一种特殊类型的荨麻疹，典型的表现是眼睑、口唇、舌头等部位突然发生肿胀，出现"水泡眼""香肠嘴"等等。一定要给予充分重视，及时就医。

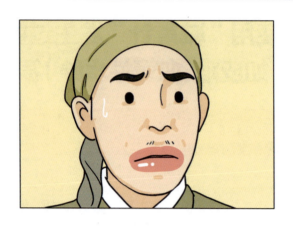

"减重针"也可能导致注射局部的不良反应，出现皮疹、红斑，但基本上是轻度、暂时的，一般不需要特殊处理。

如何处理过敏反应

- **轻度过敏：**如果只是局部皮疹或红斑，可以暂时观察，避免抓挠，保持皮肤清洁。

- **严重过敏：**如果出现荨麻疹、血管性水肿或其他全身性过敏反应（如呼吸困难、头晕等），应立即停用"减重针"，并尽快就医。

- **对症治疗：**医生可能会给予抗组胺药物、糖皮质激素或其他对症治疗，并密切监测病情，直到症状消退。

另外，如果你之前对某种"减重针"有血管性水肿或速发严重过敏反应史，在使用另一种"减重针"时，建议先咨询医生，以防发生类似的过敏反应。

如果发生过敏反应，记录症状的出现时间、持续时间和严重程度，有助于医生更好地评估和处理。

使用"减重针"
会出现低血压吗?

 少部分人会出现低血压(概率约为1.0%),但一般不需要特殊处理。

首先,"减重针"一定程度上能降低血压,但下降幅度轻微,大多出现在平时抗高血压治疗的患者。多项研究的结果显示,"减重针"总体上可降低收缩压1~4mmHg,对舒张压无明显影响。要知道咱们正常的收缩压是90~120mmHg,变化并不明显。

其次,"减重针"可以降低血压,主要归功于使用者体重减轻,血压得到有效控制。也就是说,血压的降低主要来自使用者整体健康状态的改善,而不是"减重针"直接降低了血压。

低血压的发生

- **低血压概率:**低血压的发生率较低(约为1.0%),且通常为轻度,一般不需要特殊处理。

- **症状表现:**如果出现头晕、乏力、视物模糊等低血压症状,建议及时休息并监测血压。

- **注意事项:**对于平时血压偏低或正在服用降压药的患者,建议定期监测血压,必要时咨询医生调整用药方案。

所以,大家不用过多担心"减重针"导致低血压的问题。

值得注意的是,很多肥胖朋友可能会出现血压升高,所以无论是否在使用"减重针",血压都是需要监测的重要指标。建议每周至少测量1次血压,并记录数据,以便医生评估健康状况。

使用"减重针"是致郁还是治愈?

 目前还没有"减重针"导致抑郁风险升高的确切证据。

国外有一些患者在使用"减重针"后,出现了情绪低落、做事没干劲等情况。从机制上讲,"减重针"通过改变患者的"愉悦感"来减少对食物渴望,这在减少了进食乐趣的同时,可能也减少了其他活动的乐趣。于是大家难免担心,使用"减重针"会导致抑郁。

但目前为止,并没有确切的证据可以证明"减重针"会导致抑郁。

首先,肥胖症患者,本身就是抑郁高发人群。这可能混淆了我们看到的"减重针"和抑郁的关系。

其次,"减重针"可通过改善代谢和减轻体重,或可间接改善患者的心理状态。

最后,不管有没有使用"减重针",**如果你经常情绪低落、对各种事情都失去兴趣、感到疲劳、没有能量,**甚至出现了伤害自己的念头,**一定要积极寻求医生的帮助,接受心理干预。**家人和朋友的支持对心理健康至关重要。在抑郁面前,你不是孤身一人!

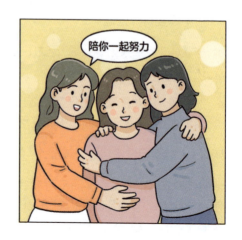

陪你一起努力

"减重针"会影响心率、血糖、胆结石吗?

 有一定概率发生,但概率较低,不用特别担心。

在影响心率方面,"减重针"确实有可能使心率小幅加快。

正常心率的波动范围为60~100次/min。有数据表明,单靶点"减重针"会使平均心率增加2~4次/min,双靶"减重针"使心率增加2.6次/min。目前的研究结果显示,"减重针"引起的心率增加不会升高心血管疾病的风险。

为什么"减重针"还会影响心率呢

这可能与以下两个因素有关。

● **心脏**:心脏中有个特殊结构,叫窦房结,它就像心脏的发动机,会有节律地释放电流,支配心肌的收缩与舒张,形成"心跳",心跳的频率就是"心率"。"减重针"会作用于窦房结,从而影响心率。

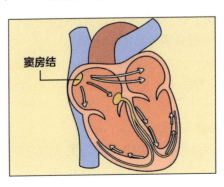

窦房结

- **神经**：在我们紧张、激动的时候，会激活一种负责启动"战斗或逃跑"反应的神经——交感神经，可加快心率。"减重针"具有一定的激活交感神经的作用，从而导致心率加快。

心率小幅加快不一定是坏事，心率升高也可能反映了基础代谢率的提高。

"减重针"引起的心率增加不会升高心血管疾病的风险，不必过于担心。

在影响血糖方面，"减重针"作为减重药物单独使用时，较少引发低血糖。

要解开这一谜题，先要了解"减重针"兼顾了减重和降糖的"全能管家"身份。

一方面，"减重针"通过作用于中枢和胃肠道上的 GLP-1 受体，增加饱腹感，降低饥饿感，延缓胃排空来控制食欲，让人更轻松地减重。

另一方面，"减重针"通过模仿天然 GLP-1 的作用，激活胰岛 β 细胞的 GLP-1 受体，促进胰岛素分泌，而且这种作用是葡萄糖浓度依赖性的。简单来说，当血糖高的时候，会帮助胰腺释放胰岛素降低血糖水平，当血糖正常时便"不动声色"，从而更好保持血糖水平稳定，同时减少低血糖的风险。

所以，对于没有合并糖尿病，单纯的肥胖/超重患者，基本不用担心低血糖的风险。

但如果你是糖尿病患者，"减重针"与其他降糖药物（磺脲类降糖药或胰岛素）联用时，可能会增加低血糖的风险。

因此，糖尿病患者在使用"减重针"时，需留意与其他药物的联合使用问题，及时询问医生，避免低血糖的发生。

如何预防低血糖

- **监测血糖**：糖尿病患者应定期监测血糖，尤其是在调整药物剂量或联合用药时。

- **饮食管理:** 保持规律的饮食,避免空腹用药,尤其是与其他降糖药物联用时。

- **及时就医:** 如果出现低血糖症状(如心慌、出汗、头晕等),应立即补充糖分(如含糖饮料、葡萄糖片),并尽快就医。

最后,"减重针"可能会增加胆结石和胆囊炎的风险,但是发生的概率不高。

"减重针"会通过抑制胆囊收缩素(一种参与脂肪消化和吸收的激素)的分泌,来降低胆囊的蠕动和收缩功能,延迟胆囊排空,从而增加胆囊或胆道疾病的风险。

但也不用太紧张!临床研究表明,"减重针"引发胆囊炎和胆结石的风险其实很低,每年发生率仅为27/10 000。

另外有研究发现,胆道疾病的发生风险往往跟减重治疗效果不佳时擅自加药有关。这提醒我们,不要因为一时的减重效果不佳就擅自调整剂量。部分患者可能因体质或基础疾病(如胆囊功能异常),更容易发生胆道疾病。

总而言之,在医生的指导下合理使用"减重针",对于有胆囊疾病史或高风险人群,建议定期进行胆囊超声检查,以便尽早发现问题。

保持低脂饮食,避免摄入高脂肪、高胆固醇食物,以减少胆囊负担,可以有效把控胆囊炎和胆结石的发生风险,因此不用太过焦虑。

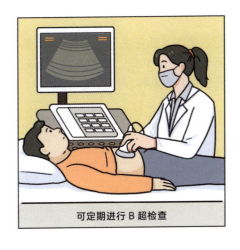

可定期进行 B 超检查

关于"减重针"的这些说法（如引起脱发、男性性功能障碍和垮脸）是真是假？

A 目前尚无定论,但需要在医生指导下安全合理使用。

首先我们来看脱发。

有研究结果显示,使用"减重针"的受试者中约有3%出现脱发,而使用安慰剂的只有1%出现脱发,但由于样本量较小,研究者认为"使用减重针导致脱发"的结论尚不具有说服力。

另外,"减重针"可能影响人体某些激素,导致脱发。不过也有一些证据"唱反调"认为,"减重针"能改善胰岛素敏感性,促进头皮的血液流动,理论上可以帮助改善毛囊的生长环境,抑制脱发。

总的来说,使用"减重针"导致脱发这件事,暂时没有定论。

但如果你近期在快速减重,是有可能导致脱发的。减重过程中可能伴随心理压力,长期压力也可能导致脱发。除了蛋白质外,缺乏铁、锌、维生素D等营养素也可能导致脱发。

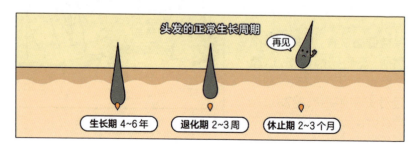

头发的正常生长周期

再见

生长期 4~6年　　退化期 2~3周　　休止期 2~3个月

因此,<mark>如果需要使用"减重针"</mark>,请在医生的指导下规范使用,并注意补充蛋白质和相关营养素,保持愉悦的心情,避免快速减重,以减少脱发的风险。

接着我们来看"减重针影响男性性功能"这个说法。

这个说法的出现是因为,有观察性研究发现,在使用"减重针"治疗的非糖尿病肥胖症男性患者中,有 1.47% 被诊断出勃起功能障碍(阳痿)。注意!由于差异没有统计学意义,故<mark>这一结论不能直接证明使用"减重针"与阳痿之间存在因果关系</mark>。

另外,我们还有个特别的发现:

在我们身体里,有个性激素"工厂流水线",叫作下丘脑-垂体-性腺轴(HPG 轴),它可调控性激素分泌,进而直接影响性功能。而肥胖会干扰 HPG 轴的正常功能,引起"内分泌失调",导致男性出现阳痿。

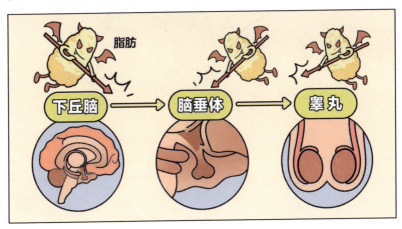

针对上述问题,"减重针"或许可以通过以下机制"一展身手",改善男性朋友阳痿的问题。

● 一方面，"减重针"可能通过直接作用于HPG轴，参与性激素的分泌，从而起到提高男性睾酮（雄激素）水平和改善精子质量的作用；

● 另一方面，"减重针"可以通过有效减重，改善肥胖对HPG轴和精子生长发育的负面影响，进而间接地改善阳痿的情况。

因此，关于"减重针"会不会导致阳痿，目前还没有定论；但通过有效减重，或许可间接改善性功能。

最后，我们来看看使用"减重针会垮脸"的说法。

实际上，快速减重有垮脸的风险，但这不是"减重针"特有的弊端。

众所周知，我们的脂肪分布在全身各个部位，包括皮下、内脏，乃至面部。

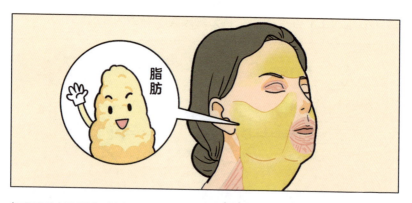

如果通过极端方式减重，就会出现脸部脂肪的快速流失，从而出现所谓的"垮脸"现象，如脸颊、太阳穴、下巴和眼周的丰满度降低，甚至脸部凹陷、出现皱纹和皮肤松弛等。

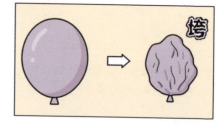

为什么快速减重会导致"垮脸"

脂肪是支撑面部轮廓的重要结构之一。**当体重快速下降时,面部脂肪也会随之减少,而皮肤的弹性可能无法及时适应这种变化,导致皮肤松弛和凹陷。**这种现象并非"减重针"独有,任何快速减重的方式都可能引发类似问题。

但也不用太担心,在应用"减重针"之前,可以与医生充分沟通,制订科学合理的减重计划,避免体重下降过快,还可以了解改善皮肤弹性、缓解面部凹陷以及皱纹等相关内容!

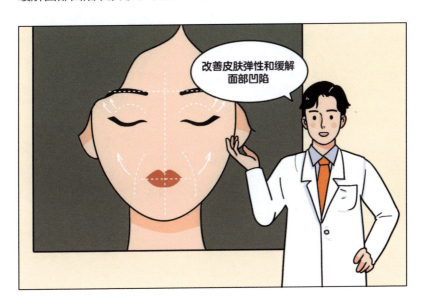

参考文献

[1] 中国民族卫生协会, 中国健康管理协会健康体检分会. 胰高糖素样肽-1受体激动剂类药物结合生活方式干预减重专家共识(2024 版)[J]. 中华糖尿病杂志, 2024,16(9): 945-958.

[2] 中华医学会内分泌学分会. 肥胖患者的长期体重管理及药物临床应用指南(2024 版)[J]. 中华内分泌代谢杂志, 2024,40(7):545-564.

[3] 国家卫生健康委员会肥胖症诊疗指南编写委员会, 张忠涛, 纪立农, 等. 肥胖症诊疗指南(2024 年版)[J]. 中国循环杂志, 2025,40(1): 6-30.

[4] 罗樱樱, 纪立农. 代谢性疾病的管理:关注机体异位脂肪沉积[J]. 中华内分泌代谢杂志, 2024,40(4): 345-349.

第六章

什么情况下
需要借助手术减重

什么情况下
需要进行减重手术?

减重手术有严格的适应证,需经医生评估,符合条件后才能进行手术治疗。

是否适合进行减重手术,BMI是最重要的评判标准。

根据《肥胖症诊疗指南(2024年版)》,以下人群可在医生指导下进行减重手术。

18～70周岁的人群

- BMI ≥ 32.5kg/m² 。

- BMI ≥ 27.5kg/m² 且合并2型糖尿病(无论2型糖尿病内科治疗是否有效)。

- 27.5kg/m² ≤ BMI < 32.5kg/m² ,内科减重无效或合并其他肥胖症相关疾病(如高血压、睡眠呼吸暂停综合征等)。

- 25.0kg/m² ≤ BMI < 27.5kg/m² ,合并2型糖尿病且内科强化治疗无法控制血糖,需经伦理委员会批准并且患者需要充分知情同意后才考虑手术。

70周岁及以上老年人

可参考18～70周岁的标准，但需综合考虑合并疾病及身体状况，经多学科团队讨论并取得充分知情同意后决定是否进行减重手术。

曾接受过减重手术的患者

若术后仍处于肥胖症状态或相关病理状态（如糖尿病复发、体重反弹等），且需要持续治疗，可考虑再次手术。

其他特殊情况

对于青少年或特殊人群（如严重代谢性疾病患者），须根据具体情况，经多学科团队评估后决定是否手术。

减重手术并非适用于所有肥胖患者，而是针对特定人群的治疗手段。手术前须经过严格的医学评估和多学科团队讨论，确保患者符合手术适应证，并充分了解手术风险和收益。

减重手术和抽脂手术一样吗？

 两者的目的及方式都不同。

减重手术

● **目的**：减重手术是一种医学治疗手段，旨在长期减轻体重并改善与肥胖相关的代谢问题，如糖尿病、高血压、多囊卵巢综合征等。

● **方式**：主要通过改变消化道结构来限制食物摄入和营养吸收。常见手术方式有以下三种：袖状胃切除术、胃旁路术、胆胰分流术。

抽脂手术

● **目的**：抽脂手术是一种整形美容手术，用于塑形和改善身体外观，而非整体减轻体重。更适合体重相对正常，但希望消除局部脂肪沉积（如腹部、大腿等）、改善体型的人群。

● **方式**：主要通过吸脂设备将局部脂肪组织吸出，达到塑形效果。

总的来说，减重手术专注体重减轻和健康管理，抽脂手术更侧重外形塑造。但无论选择哪种手术，都要经过医生的评估与指导。

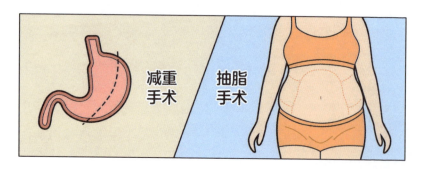

什么是袖状胃切除术?

 是一种通过缩小胃容量来帮助减重的手术,俗称"切胃"。

手术切除胃的大部分,保留的胃呈细长状,像一条衣袖,容量大约只有100～150ml。**术后患者吃一点食物就会有饱腹感,从而减少进食量**。同时,手术减少了胃底分泌的胃饥饿素(一种促进食欲的激素),进一步帮助控制食欲和体重。

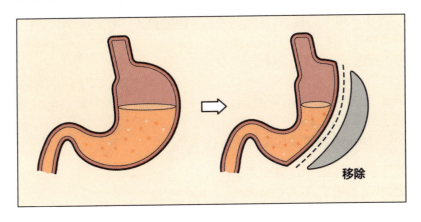

移除

这个手术适合大多数单纯性肥胖症患者,大部分人属于这一类,他们的肥胖与年龄、遗传、生活习惯、脂肪组织特征有关,而非其他疾病引起。

由于具有减重疗效确切、操作简单、手术相关并发症少等特点,现袖状胃切除术已成为全球每年开展最多的代谢术式。不过,患者是否适合该手术还是需要专业医生的评估和指导。

什么是Roux-en-Y胃旁路术?

 是一种通过改变消化道结构,减少食物摄入量和营养吸收的手术。

与袖状胃切除术相比,胃旁路术不仅缩小了胃,还缩短了小肠。

手术中将胃分成两个部分,较小的部分叫作"小胃囊",只能容纳15~30ml的食物,从而限制食物摄入量。把小胃囊直接与小肠的一段连接。这样一来,食物不再经过原来的胃和十二指肠,而是直接跑到小肠后端。由于食物不经过部分消化道,小肠对食物营养的吸收减少。

简单来说,**胃变小了,吃一点就饱;小肠缩短了,吸收的营养也少了**,最终实现减重。

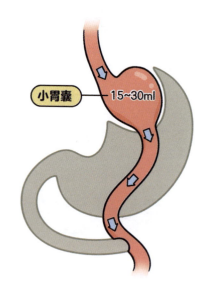

小胃囊 —— 15~30ml

Roux-en-Y胃旁路术适用于合并中重度胃食管反流病、严重代谢综合征的肥胖患者,或BMI > 50kg/m² 的极重度肥胖患者。

该手术在长期体重管理和控糖方面效果较好,但术后由于食物吸收减少,可能出现缺乏维生素和矿物质的情况,需长期补充营养。因此手术前务必全面体检和评估,确保手术安全性。术后患者应严格按照医生的建议进行护理和营养补充,定期复查。

什么是胆胰转流并十二指肠转位术?

 是一种通过切除大部分胃并重新连接消化道,限制热量和营养吸收的手术。

这个手术操作复杂,分为3步。

1 **袖状胃切除**:即"切胃",详见第六章中"什么是袖状胃切除术?"。

2 **十二指肠转位术**:缩短消化道。
正常情况下,食物从胃出来,先经过十二指肠再进入小肠。这一步医生会从胃出口下方1.5cm处切断十二指肠,将其直接连到小肠后端。这样食物就跳过了一段小肠,减少了营养吸收。

3 **胆胰转流术**:改变胆汁和胰液的路径。
胆汁和胰液原本在十二指肠就开始帮助消化食物,医生在这一步改变路径,让胆汁、胰液和食物在小肠后端再汇合,大大缩短了食物消化路径,进一步减少热量和营养的吸收。

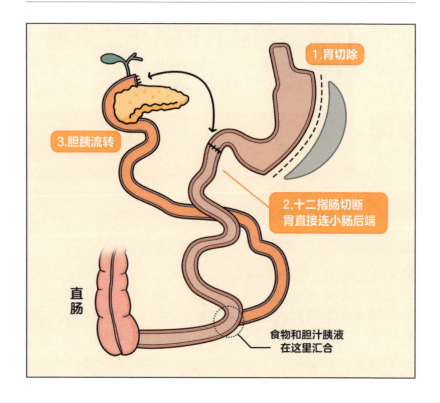

总之，既降低了食量，又缩短了消化路径以减少营养吸收，有助于减轻体重。

这个手术可适用于减重和降糖目的，适合 BMI > 50kg/m^2 的重度肥胖患者、肥胖合并严重代谢综合征患者，以及长期 2 型糖尿病患者。

胆胰转流并十二指肠转位术是目前公认治疗肥胖最有效的减重手术之一，对 2 型糖尿病的缓解率较高。不过，它的操作难度较大并且可能引起营养不良，需要医生谨慎评估，并由经验丰富的医疗团队完成，确保手术安全性。

哪些情况是减重手术禁忌证?

 减重手术有禁忌证,以下人群不适合进行手术。

减重手术禁忌人群

人群	在减重手术上存在较大风险的原因
妊娠期女性	孕期女性因生理变化和胎儿健康考虑,不适合进行减重手术
患有严重精神疾病或智力障碍/智力不成熟,滥用药物/酒精成瘾者	这类人群往往难以配合手术后的饮食与生活方式调整
确诊为非肥胖1型糖尿病患者	1型糖尿病的病理特点和治疗需求与减重手术不匹配,且可能带来不必要的风险
无法适应术后饮食生活习惯改变的人群	若无法配合术后饮食及生活习惯调整,也不适合进行减重手术。因为术后依然需要保持长期的健康饮食和适量运动,否则减重效果可能会大打折扣
无法耐受全身麻醉者	减重手术通常需要全身麻醉,若患者无法耐受麻醉,则不适合手术

注:除了上述人群外,对预期过高,不能承受手术潜在并发症风险的人群也不适合进行手术。

总之,减重手术并不是肥胖症患者的"万能钥匙"。在决定进行手术前应当充分了解手术的风险和禁忌证,在医生的指导下作出最适合自身情况的选择。

减重手术前要做哪些准备？

 有两个方面，包括住院前和住院后手术前的准备。

住院前

饮食调整

采用低脂、低能量饮食方案（每日摄入能量控制在800～1 000kcal）。尝试每天分为5～6顿少量多次进食，以适应术后胃容量减少下的进食状态。

营养干预

肥胖人群常伴随维生素与微量元素缺乏，或存在贫血和蛋白质摄入不足的问题，需进行全面营养检查，纠正营养不良状况。

术前减重

根据医生建议进行至少8周的增肌训练和耐力训练，对于重度及以上肥胖症，尤其是合并重度脂肪肝的患者，术前预先减重5%～10%，这不仅能降低手术操作难度，还能减少围手术期并发症的发生。

戒烟戒酒

术前应戒烟至少2周、戒酒2～4周，降低麻醉和手术风险。

心理准备

与医生充分沟通，详细了解手术适应证、效果和潜在风险，做好心理建设，缓解焦虑。

住院后手术前

完善各项检查

包括心血管、肺、肝等主要脏器功能评估，检查需明确是否有睡眠呼吸暂停、贫血、出血风险和血栓等问题，以及评估静脉血栓栓塞症的可能性。这些检查有助于降低风险、保障手术安全。

药物管理

- **血糖相关药物管理：** 对于合并2型糖尿病的肥胖患者，应该确保术前血糖控制良好，同时需要小心低血糖情况。术前24小时应停用噻唑烷二酮类、格列奈类和二肽基肽酶IV抑制剂，具体根据医生指导调整药物使用。

- **心血管疾病相关药物管理：** 如果患者正在服用抗血小板药物（如阿司匹林），手术前5～7天需停药，并改用低分子肝素来预防血栓；如果在服用β受体拮抗剂、他汀类药物或可乐定等药物，手术前后都应按原剂量继续服用，不可自行停药或调整药量。

禁食禁水

术前必须遵守禁食禁水规定，通常要求术前8～12小时停止进食，4小时停止饮水。

有助于避免术中反流、呕吐及误吸等情况发生，确保手术顺利进行。

减重手术和"减重针"可以联合应用吗？

 可以联合应用。

术前使用"减重针"有助于手术顺利进行（为确保安全，术前2周需停药）。术后若效果不理想或者复胖，在医生评估后，可优先选择"减重针"继续控制体重。此外，对于接受胃旁路术的患者，"减重针"还可减少餐后低血糖发作。减重手术后，血糖未达到理想水平的合并糖尿病患者，也可在医生评估后，采用"减重针"进行降糖治疗。

多项研究表明，术前使用"减重针"可降低手术难度，减少术中误吸风险。但也不必为了追求术前减重而推迟手术时间，建议在医生指导下制订合理的计划。

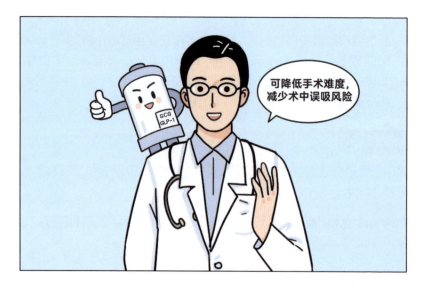

减重手术后，可能有哪些风险？

 减重手术的安全性虽然逐步提升，但仍可能出现以下术后并发症。

减重手术后并发症和预防、处理方法

术后并发症	预防与处理方法
消化道漏： 术后吻合口没长好，可能出现消化道漏	一旦发现消化道漏，应及时采取禁食、胃肠减压、抑酸、抗感染和营养支持等治疗
出血： 术后出血主要发生在胃肠吻合口、肠系膜边缘及腹壁切口等部位	如果出血量不大且生命体征平稳，可在医生指导下保守治疗；如果保守治疗无效，需要尽快手术止血
深静脉血栓和肺血栓栓塞症： 发生肺血栓栓塞症是减重代谢手术后患者死亡的主要原因	建议患者术后尽早下床活动，部分风险较高的患者需要在医生指导下进行机械性或药物性预防
脱水： 脱水一般在术后早期发生，这可能是由消化道解剖结构改变带来的饮水不耐受、伤口疼痛、恶心及患者对饮食的恐惧心理等引起	条件允许的情况下，建议患者术后第一天开始适量饮水，避免脱水，若饮水量不足可进行静脉补液
消化道狭窄与梗阻： 术后小肠可能发生"打结"而引发肠梗阻，通常与吻合口水肿、溃疡或瘢痕有关	若腹部剧烈疼痛，要及时告知医生，必要时需要采取再次手术重新吻合

续表

术后并发症	预防与处理方法
营养不良：术后，部分患者的食量可能会减少，营养吸收也可能受影响	需要补充足够的蛋白质、维生素和矿物质，保持营养均衡
低血糖：术后可能出现持续数月至数年的低血糖，还可能伴随神经血糖减少症	需要调整饮食或在医生指导下接受药物治疗
其他：如胆石症、吻合口溃疡、倾倒综合征等	如果感觉身体不适要及时告知医生

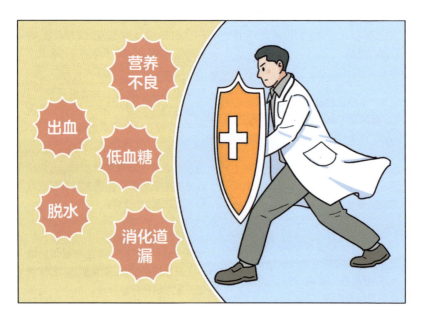

通过做好术前充分准备和术后对应治疗，可以帮助我们更好地迎接挑战！

参考文献

[1] 国家卫生健康委员会肥胖症诊疗指南编写委员会, 张忠涛, 纪立农, 等. 肥胖症诊疗指南(2024年版)[J]. 中国循环杂志, 2025,40(1):6-30

[2] 曹晗宸, 刘宏伟. 脂肪抽吸术临床应用现状与展望[J]. 中国修复重建外科杂志, 2022, 36(1): 127-132.

[3] 王勇, 梁辉, 张频, 等. 中国肥胖及代谢疾病外科治疗指南(2024版)[J]. 中国实用外科杂志, 2024, 44(8): 841-849.

[4] 中华医学会, 中华医学会杂志社, 中华医学会全科医学分会, 等. 肥胖症基层诊疗指南(2019年)[J]. 中华全科医师杂志,2020,19(2): 95-101.

[5] 中国人体健康科技促进会肥胖糖尿病主动健康专业委员会. 中国对称三孔法腹腔镜Roux-en-Y胃旁路术规范化手术操作指南(2023版)[J]. 华西医学, 2023, 38(12): 1792-1800.

第七章

医美如何
帮助我减重

医美"躺瘦"是智商税吗？

 不是智商税，不过效果因人而异，做好功课很重要。

医美"躺瘦"项目，主要通过各类技术来减少脂肪细胞的数目和/或体积，达到减脂塑形的效果。

- **侵入性减脂技术**：脂肪抽吸术。

- **非侵入性减脂技术**：注射溶脂，冷冻减脂，高强度聚焦超声、射频溶脂，激光溶脂等。

不同医美项目的原理及特点

脂肪抽吸术	利用负压吸除皮下脂肪，术中在皮肤上作一细小切口，吸脂针在皮下前后往复运动，吸出脂肪
注射溶脂	脱氧胆酸注射液（ATX-101），激活脂肪细胞表面肾上腺素受体，溶解脂肪细胞膜
冷冻溶脂	通过可控的低温冷冻技术（大概 $-5 \sim 4℃$），选择性地使脂肪细胞坏死凋亡
超声溶脂	采用频率偏低而能量密度高的超声，通过机械效应、热效应、空化效应和化学效应破坏脂肪细胞，再被巨噬细胞吞噬，减少局部脂肪堆积
射频溶脂	通过焦耳加热和偶极子加热模式，作用于胶原和脂肪组织，辅助吸脂、溶脂，还可紧致皮肤
激光溶脂	包括有创和无创两类，通过光消融、光凝固、光调作用等实现溶脂。1 060nm激光是美国食品药品监督管理局唯一批准的无创溶脂激光

选择医美项目前，还需了解以下几点。

● **适用于特定部位：**多适用于手臂、腹部、大腿等局部塑形，无法替代饮食、运动的全身减重效果。

● **适用于特定人群：**据国家药品监督管理局官网，无创激光减脂技术适用BMI为28~30kg/m^2，治疗区域皮下脂肪厚度≥1cm。

● **效果因人而异：**非侵入性减脂技术依赖于自身代谢能力，不同人群治疗效果不同。

● **费用较高：**按部位收费，往往需要多次治疗才能达到理想效果。

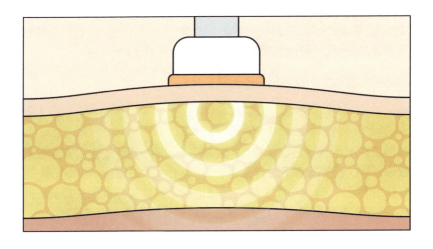

总之，想要通过医美实现"躺瘦"，重要的还是根据减脂部位和个体差异选择合适的治疗方案，理性评估，注意甄别。

在医美机构可以获得专业的减重建议吗？怎么找靠谱的医美机构？

医美机构可以提供专业的减重建议，但前提是找到靠谱的医美机构。

有些医美机构装修富丽堂皇，美容师激情介绍"xx天能瘦身成功"，但实际上，带来的是减重失败的翻车"事故"。归根结底，这些医美机构无专业认证资质，里面的美容师可能只是经历几天简单培训。

那么我们怎么才能找到靠谱的医美机构呢？

查看是否具备医疗机构执业许可证

这是医美机构合法经营的基础，没有这个证件，其专业性和安全性都难以保障。登录国家卫生健康委官方网站，找到"服务-名单查询-医院执业登记"，输入你想了解的医美机构名称即可查询相关资质。此外，还可以在正规电商平台上，在医美机构详情页查看机构资质。

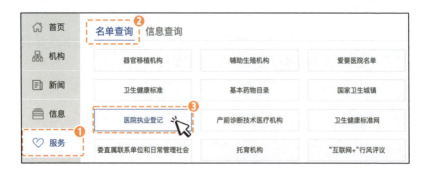

考察其医生团队资质

医生的专业水平和经验对于减重效果至关重要。同样在国家卫生健康委官网,可在"服务-信息查询-医卫人员查询"中查询医生的执业范围和注册地点,确保你想去的那家医美机构的医生,具备相关美容或整形资质。

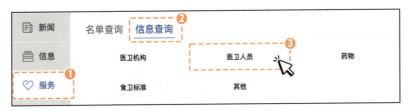

关注药品、设备和技术

正规医美机构所使用的产品都属于药品或医疗器械,受到非常严格的监管,先进的设备和技术还能在提升减重效果的同时减少风险。我们可以要求医美机构出示医疗器械注册证,或在国家药品监督管理局官网查询其药品与设备的注册信息,确保合法性与安全性。

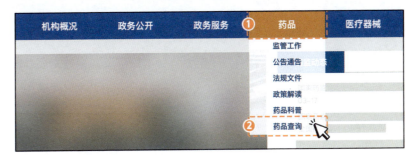

总之,具备合法资质、专业医生团队及先进设备技术的靠谱医美机构,才能提供专业减重建议。在选择时,我们务必擦亮眼睛,多方考察比较,确保自己的权益和安全。

无创溶脂手术和抽脂手术有哪些区别？

 两者在原理、效果、风险等方面都存在差异。

具体差别如下。

无创溶脂与抽脂手术的区别

手术简介	无创溶脂（非侵入性）	抽脂手术（侵入性）
技术原理	通过冷冻、射频、超声波等能量破坏脂肪细胞，自然代谢排出	通过物理手段（如负压吸脂、水动力吸脂）直接吸出脂肪组织
创伤性	无创或微创，无须切口	需在皮肤上做小切口，属于外科手术
恢复期	几乎无恢复期，治疗后即可正常活动	需1～2周恢复期，可能出现肿胀、淤青
效果显现时间	缓慢（1～3个月逐渐显现）	即刻可见，但需等待消肿后最终定型
风险与副作用	短期内可能会有轻微红肿、麻木，罕见皮肤损伤	术中操作或护理不当可能有感染、出血、脂肪栓塞、皮肤凹凸不平等风险
维持效果	需配合健康饮食，否则剩余脂肪细胞可能膨胀	吸出的脂肪细胞不可再生，但体重增加仍会发胖
费用	单部位、单次，数百至数千元不等（需多次治疗）	单次数万元（视部位和范围）

续表

手术简介	无创溶脂（非侵入性）	抽脂手术（侵入性）
优点	无须手术，局部减脂有效，且并发症少，患者恢复快	即刻效果显著，可用于大容量吸脂，吸出的脂肪可以用自体脂肪移植填充（如隆乳、泪沟填充等）
缺点	需多次治疗，单部位单次治疗收费较高，治疗范围不宜过大	侵入性手术，风险较大、术后恢复期较长

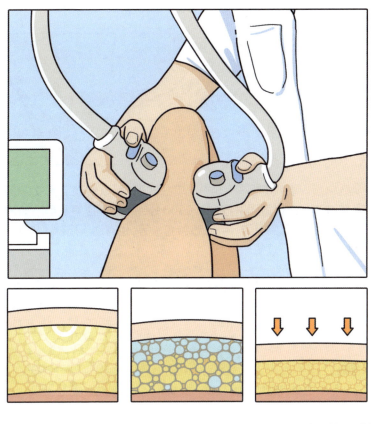

无创溶脂和抽脂手术都有一定效果，建议在专业医生面诊评估后选择适合自己的方式。

粗大腿、粗手臂……如何减掉"顽固的"局部脂肪？

 想要减掉"顽固的"局部脂肪，可选择科学减脂、医美塑形的方式。

局部脂肪堆积受到遗传因素、饮食、性别、代谢特点以及生活习惯（如久坐等）的影响。

想要减掉它们，可以采用以下方法。

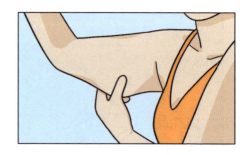

- **全身减脂：**局部减脂这事儿很难单独实现，可以通过全身减脂带动局部减脂。建议每周进行150～300分钟中等强度有氧运动加2次肌肉力量训练，如深蹲、弓步、哑铃弯举等，也有助于局部肌肉塑形，同时控制饮食、规律作息。

- **医美手段：**通过锻炼或饮食控制改善较小的局部顽固脂肪，如果对其非常在意，可以在科学评估的前提下，结合医美手段实现目标。

不同医美项目的适用部位

项目名称	脂肪抽吸术	冷冻溶脂	射频溶脂紧肤	超声溶脂
适用部位	上臂、背部、腰腹部、大腿等	腹部、大腿、下颌等	面颈部	腹部、大腿等

坚持科学方法，逐步改善顽固脂肪，才能获得健康、持久的美丽身材！

减重同时，如何拥有"马甲线""蜜桃臀"？

 减脂兼顾增肌，针对性强化核心与臀部肌群，才能又瘦又有型。

"马甲线" = 低体脂 + 核心训练（腹直肌、腹横肌的清晰度）

"蜜桃臀" = 适度脂肪 + 臀肌训练（臀大肌、臀中肌的饱满度）

因此，减脂和增肌缺一不可！

降低体脂

参考下图，男性体脂率降到15%左右，女性体脂率降到20%左右，腹肌/马甲线才会显现。

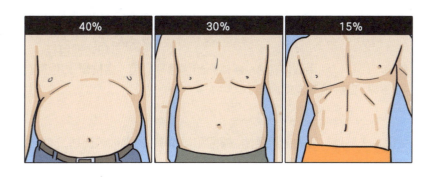

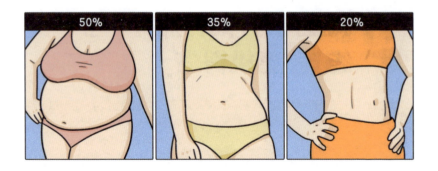

合理饮食

控制能量摄入，保证足够蛋白质，促进肌肉合成和修复。

抗阻训练

- "马甲线"：仰卧起坐、平板支撑、侧板支撑、俯卧撑等。

- "蜜桃臀"：负重深蹲、弓箭步蹲、跪姿单腿交替抬腿等。

医美治疗

若饮食运动坚持许久效果仍不满意，可考虑：

- **吸脂术：** 去除多余脂肪，突出肌群形态，塑造出"马甲线"，但仅适用于 BMI 20～28kg/m^2、皮肤轻度松弛且腹肌发达者。

- **丰臀手术：** 利用假体植入、自体脂肪移植来打造"蜜桃臀"，但存在感染、血肿等并发症风险。

关键在于坚持！每周记录腰围、臀围和体脂率，调整训练计划，迎接蜕变吧！

减重后皮肤松弛，哪些医美项目可提升皮肤的紧致度？

 可以通过多种医美项目如射频、超声、手术等提升皮肤紧致度。

大幅减重后皮肤松弛是常见问题，想要改善，可以参考以下医美项目。

常见美容项目及作用原理

项目名称	作用原理
射频治疗	单极、双极或点阵射频，通过加热皮肤真皮层、皮下脂肪层，刺激胶原蛋白新生，长效性实现皮肤饱满紧致
微聚焦超声	分层作用 ·2mm可达真皮层，改善皱纹； ·3mm达皮下浅筋膜层，改善皮肤松弛并溶解脂肪； ·4.5mm可达浅表肌腱膜系统筋膜层，改善皮下软组织松弛，达到提升效果
埋线技术	通过手术在皮下埋线，适用于面部、颈部、腹部、上臂等轻中度皮肤松弛
微创或开放性整形手术	对于面颈部皮肤松弛，可通过面颈部除皱术、面部浅表肌腱膜系统筋膜除皱术和颈外侧颈阔肌紧缩术，去除多余的皮肤，以达到面颈部提升的效果。而腹部皮肤松弛，可以通过腹壁成形术来改善

务必选择有资质的医疗机构，根据个人情况制订合适的方案，确保安全和效果。

减重后皮肤暗淡，哪些医美项目可以改善肤质？

 可以通过光电治疗、微创注射、水光针及化学剥脱等医美项目来改善肤质，使皮肤恢复光泽与活力。

不同医美项目及其作用原理

项目名称	作用原理
光电治疗	**激光**：改善皮肤质地，减少色素，延缓光老化。 **强脉冲光**：促进皮肤新陈代谢和自我修复，多次治疗后对改善肤色与皮肤质地（光滑度、细腻度、毛孔粗大等）、提高皮肤弹性的效果明显。 **射频**：可以改善皮肤质地、下面部与颈部松弛和皱纹
微创注射（Ⅰ型或Ⅲ型胶原蛋白等）	可改善肤色肤质、提亮美白
水光针	通过在皮内或皮下微量注射透明质酸、维生素类、微量元素、氨基酸、肉毒毒素、氨甲环酸、肽类、胶原蛋白等，补水保湿、美白提亮、缩小毛孔
化学剥脱	在皮肤表面涂抹化学剥脱剂（如水杨酸、果酸等），利用创伤修复原理，促进皮肤重建，进而改善肤质和细纹

注：每种治疗方法适用人群不同，务必选择有资质的医疗机构和专业医生，制订适合自己的方案。

如何制订个体化的健康减重与塑形方案?

 需要综合考虑个人的健康状况、生活习惯、具体目标等因素,并在专业医生的指导下进行。

健康减重应做好以下几点。

健康评估

1 体检:进行全面的体检,了解BMI、腰高比、腰臀比、基础代谢率、血糖水平等关键指标。

2 病史调查与评估:了解既往病史、家族病史、药物史等,评估膳食状况、身体活动能力、健康风险(如血压、血糖)等。

设定切实可行的目标

1 年轻、并发症少或仅有潜在风险的患者:可设立3～6个月目标,减重10%～15%,尽快改善健康状况。

2 年长、并发症较多的患者:设立相对缓和的阶段目标,3～6个月减重5%～10%,以安全为主,避免减重不良反应。

选择科学的减重方案

1 生活方式干预

1)**营养干预:** 核心原则是使代谢负平衡,让摄入能量少于消耗能量;同时保证足够的蛋白质摄入,以支持肌肉合成与修复。

2）**运动干预**：在专业医生的指导下制订运动计划，以有氧运动结合抗阻训练为主，或采用高强度间歇运动。

3）**行为干预**：管理情绪，调节压力，避免因情绪波动导致暴饮暴食；保证每晚7～9小时的高质量睡眠。

2 药物治疗：生活方式干预效果不佳时，可在医生指导下选择合适的减重药物。

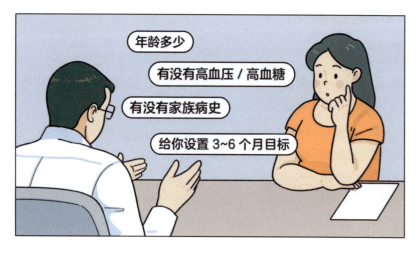

在塑形方面，除了上述提到的营养干预和运动干预外，还可以结合医美手段，改善局部脂肪堆积和皮肤松弛问题。

制订个体化的健康减重与塑形方案是一个动态过程，要求高度个性化并且强调安全性。重要的是要保持积极的心态，在医生指导下定期监测身体指标和效果反馈，及时调整方案，确保达成健康减重与理想塑形的双重目标。

参 考 文 献

[1] 李志锋, 马桂娥. 抽脂或辅助溶脂术后效果评估方法的研究进展[J]. 中华医学美学美容杂志, 2024, 30(5): 520-522.

[2] 中国营养学会肥胖防控分会, 中华预防医学会体育运动与健康分会, 中华预防医学会行为健康分会, 等. 中国居民运动减重专家共识[J]. 中国预防医学杂志, 2024, 25(4): 395-405.

[3] 中国营养学会肥胖防控分会, 中国营养学会临床营养分会, 中华预防医学会行为健康分会, 等. 中国居民肥胖防治专家共识[J]. 中华流行病学杂志, 2022, 43(5): 609-626.

[4] 中华医学会内分泌学分会. 肥胖患者的长期体重管理及药物临床应用指南(2024版)[J]. 中华内分泌代谢杂志, 2024, 40(7): 545-564.

[5] 王友发, 王启荣, 邓娟, 等. 中国居民健康体重管理之减重行动20条: 基于科学循证的专家建议共识[J]. 中国预防医学杂志, 2023, 24(11): 1137-1144.

第八章

想成功减重，离不开好的心态

肥胖就是不自律吗？

 肥胖和不自律，不能直接画等号！

超重或肥胖是多种因素共同作用的结果，包括遗传、疾病、药物、生活环境、心理状态等，并非仅仅取决于个人意志力。

遗传因素很难改变，且在肥胖的发生发展中有重要作用。 与肥胖相关的基因可能决定了一个人能量代谢快慢、食欲调控、脂肪细胞分化等多个方面，导致天生的"易胖体质"。

此外，**肥胖也可能是继发性的**，即一些疾病（如**皮质醇增多症**）或药物（如抗抑郁药、激素药）等也会导致体重增加。这时候，只有控制好了原发病，体重才能下降。

最后，随着社会的快速发展，城市化进程加快、粮食供给模式改变及环境污染等因素，我们的生活方式也不断改变，例如久坐不动、外卖饮食、熬夜等生活习惯，都增加了肥胖症的风险。

总而言之，肥胖可由很多因素影响而发生，有些可以控制，有些无法改变。我们要做的是调整心态，专注于能改变的部分。你的价值从不由体重决定，接纳当下的自己，才能真正掌控未来！

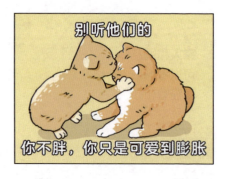

减重前如何调整心态，更容易成功？

 调整好心态，是减重成功的第一步！

长期的负面情绪和自卑感，可能导致暴食、压力性进食，阻碍减重。而拥有一个好心态，能帮助我们顺利减重并长期坚持下去。

可以试试这几个调整心态的方法。

1 **正确认识肥胖问题**：肥胖是一种病因复杂的疾病，不仅仅是不自律的问题，因此面对肥胖，我们不必过于自责。

2 **设定合理目标，接纳真实的自己**：别被所谓的"理想体型"束缚，多暗示自己，健康远比单一的身材标准更重要。

3 **关注过程，而非结果**：享受为改善健康所付出的努力，比如尝试新的运动形式、探索美味又健康的饮食，而不是只盯着体重秤上的数字。

4 **建立支持系统，获取外界动力**：减重路上，你并不孤单！可以告诉家人和朋友你的减重计划，他们的支持和鼓励能为你提供动力；也可以考虑加入一个减重小组，与有相似经历的人相互鼓励监督，分享经验和心得。

通过这些方法调整心态，可以让你更容易成功地实现减重目标。最重要的是找到适合自己的节奏，享受这段旅程中的每一个进步！

减重遇到挫折时，如何积极"迎战"？

 减重是场持久战，暂时失败不要紧，可以试试这些方法。

设定可实现的目标

可根据SMART原则[具体（specific）、可衡量（measurable）、可实现（attainable）、相关性强（relevant）、有时限（time-bound）]设定目标。这样更容易坚持并获得成就感。

庆祝"小胜利"

循序渐进地进行减重计划。哪怕少喝一杯奶茶、多走了几段路，都是很棒的变化！

接纳自己

减重不是和别人比，而是找到适合自己的节奏，学会与自己和解，探索更合适的方法。

寻求支持

当你感到沮丧时，可以向家人、朋友、专业人士或是其他社会群体（如肥胖者互助群）寻求帮助和支持，减重路上你不是孤单一人。

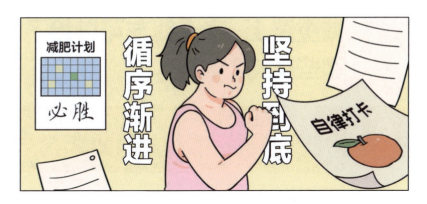

减重失败并不可怕，重要的是要保持积极心态，慢慢探索，相信总能找到属于自己的路径！

减重路上，家人朋友可以给予哪些支持？

 在减重路上，家人朋友可以提供情感与行动上的支持。

社会支持能增强减重动力，是强化减重动机的重要外部因素，主要包括来自家人、老师、工作伙伴、朋友的关怀，以及健身教练、医生、健康管理专业人士的支持和鼓励。

情感支持

● 关注过程，对细小的改变给予肯定；不传递焦虑，尝试用"过程视角"替代"结果焦虑"。

√ "你最近气色特别好，果然运动很有用！"

× "怎么减了半个月还没瘦？"

● 当他们情绪低落时，可以倾听并正面激励。

√ "你迈出这一步已经很棒了！我们一起克服困难！"

× "是不是你减肥的方法不太对啊？"

行为支持

- **家庭饮食调整：** 例如，平时用杂粮饭或粗粮替代精白米面，减少油炸食品，一起吃得健康。

- **运动陪伴：** 设置家庭饭后散步时间、一起参加健身课程等，成为健康搭档。

- **奖励机制：** 达成小目标后，给予一场电影、一次旅行等奖励。

- **改变社交方式：** 朋友聚会可以选择徒步、骑行等方式，而不是火锅局＋奶茶局。

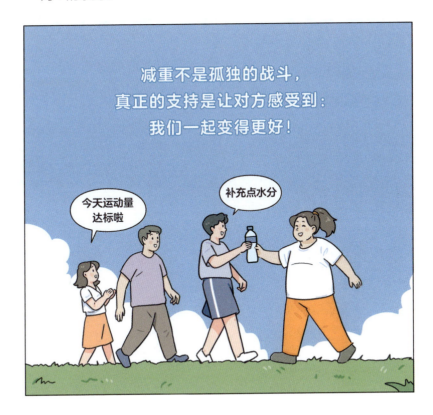

参考文献

[1] 国家卫生健康委员会肥胖症诊疗指南编写委员会，张忠涛，纪立农等. 肥胖症诊疗指南(2024年版)[J]. 中国循环杂志，2025,40(1): 6-30.

[2] 中华医学会内分泌学分会. 肥胖患者的长期体重管理及药物临床应用指南(2024版)[J].中华内分泌代谢杂志，2024, 40(7): 545-564.

[3] 中国营养学会肥胖防控分会，中华预防医学会体育运动与健康分会，中华预防医学会行为健康分会，等. 中国居民运动减重专家共识[J]. 中国预防医学杂志，2024,25(4):395-405.

附录

附录1 常见食物交换表

概念理解

● 食物交换份是将食物按类别、营养特征进行分类,按照所提供能量或营养成分相近的原则,进行同类食物之间交换的质量换算。

● 每份食物是指提供90kcal能量的食物质量。

● 每份调味料是指提供1g盐或400mg钠的调味料质量。

使用小贴士

● **换算原则:** 食物的换算以提供90kcal为1份,比如25g大米≈35g馒头≈250g综合蔬菜≈90kcal。

● **同类互换原则:** 比如大米换糙米,苹果换橙子,但别用水果换主食哦!

● **手量法:**

一手掌≈100g肉类

一拳头≈100g主食/水果

常见食物交换表

食物类型		份量/g (提供能量90kcal)	食物举例
谷薯杂豆类	大米/面粉	25	1/4碗米饭(小碗)
	馒头/面条	35	1/3个馒头(拳头大小)
	全谷物(糙米)	25	半拳杂粮饭
	薯类(土豆)	100	半个中等土豆

食物类型		份量/g（提供能量 90kcal）	食物举例
蔬菜类	综合蔬菜	250	1大盘生菜/1/4棵大白菜
	深色叶菜	300	1把菠菜（双手捧满）
	茄果类	375	2个西红柿 + 1根黄瓜
	蘑菇类（鲜）	275	1小盘炒蘑菇
	综合蔬菜	250	1大盘生菜/半棵白菜
水果类	综合水果	150	1个小苹果或15颗葡萄
	柑橘类	200	1个橙子或2个小橘子
	浆果类	150	1小碗草莓（约10颗）
肉蛋水产类	瘦肉（鸡胸肉）	80	半手掌大小
	鸡蛋	60	1个鸡蛋
	鱼（三文鱼）	75	扑克牌大小
	虾	115	约10只中等虾
坚果类	综合坚果	20	1小把（约15颗杏仁）
	高脂坚果	15	3个核桃仁/8颗花生
大豆乳制品	豆浆	330	1杯（普通马克杯）
	牛奶	150	半盒（小盒装）
	豆腐	90	半块盒装豆腐
油脂类	植物油	10	1瓷勺

附录2　调味料类盐换算表

使用小贴士

● **换算原则：** 调味料的换算以提供1g盐或400mg钠为1份，如2g鸡精≈10g蚝油≈1g盐≈400mg钠

● **量具辅助：** 厨房备一个瓷勺，精准控盐不迷茫。

调味料类盐换算表

食物类型	份量/g （提供1g盐或400mg钠）	举例
食用盐（精盐、海盐）	1	1/20瓷勺
鸡精	2	1/3瓷勺
味精	4.8	半瓷勺
豆瓣酱、辣椒酱等	6	2/3瓷勺
黄酱、甜面酱等	16	1.5瓷勺
酱油、生抽、老抽等	6.5	半瓷勺
蚝油	10	4/5瓷勺
咸菜类、榨菜、酱八宝菜、腌萝卜干等	13	1.3瓷勺
腐乳	17	1.7瓷勺 大约一块半腐乳

附录3　常见身体活动强度和能量消耗表

● **计算方法**：消耗的热量 = MET* × 时间（h）× 体重（kg）

比如二十四式简化太极拳的MET值是3，那么体重55kg每天练30分钟，大约消耗3 × 0.5 × 55 = 82.5kcal的热量。

> 注：*代谢当量（metabolic equivalent，MET）是用于衡量运动强度的单位，1 MET相当于每千克体重每小时消耗能量1kcal[1kcal/（kg·h）]。

动起来！身体活动强度对照表

活动项目		身体活动强度/MET（低强度MET值<3，中强度MET值3~6，高强度MET值7~9，极高强度MET值10~11）		能量消耗量/kcal（标准体重/10min）	
				男（66kg）	女（56kg）
职业性活动	看书	低强度	1.1	12.1	10.3
	坐姿：使用电脑、写字	低强度	1.3	14.3	12.1
	农业劳动：拔草、种菜、播种、肩挑空桶、扯菜等	低强度	2.4	26.4	22.4
	矿山工作：走路、风钻、耙矿等	低强度	2.7	29.7	25.2
	消防工作：水带操、负重跑、负重登楼等	中强度	3.8	41.8	35.4
	农业劳动：推车、施肥、插秧、锄地、浇水、肩挑重物等	中强度	3.9	42.9	36.4
	单人舞：歌舞团表演	高强度	8.4	92.4	78.4

273

活动项目	身体活动强度/MET（低强度MET值＜3，中强度MET值3～6，高强度MET值7～9，极高强度MET值10～11）		能量消耗量/kcal（标准体重/10min）	
			男（66kg）	女（56kg）
家务活动 整理床，站立	低强度	2.0	22.0	18.7
洗碗，熨烫衣物	低强度	2.3	25.3	21.5
收拾餐桌，做饭或准备食物	低强度	2.5	27.5	23.3
擦窗户	低强度	2.8	30.8	26.1
手洗衣服	中强度	3.3	36.3	30.8
扫地、扫院子、拖地板、吸尘	中强度	3.5	38.5	32.7
步行 慢速（3km/h）	低强度	2.5	27.5	23.3
中速（5km/h）	中强度	3.5	38.5	32.7
快速（5.5～6km/h）	中强度	4.0	44.0	37.3
很快（7km/h）	中强度	4.5	49.5	42.0
下楼	中强度	3.0	33.0	28.0
上楼	高强度	8.0	88.0	74.7
上下楼	中强度	4.5	49.5	42.0
跑步 走跑结合（慢跑时间不超过10分钟）	中强度	6.0	66.0	56.0
一般情况慢跑	高强度	7.0	77.0	65.3
8km/h，原地跑步	高强度	8.0	88.0	74.7
9km/h	极高强度	10.0	110.0	93.3
跑，上楼	极高强度	15.0	165.0	140.0
自行车 12～16km/h	中强度	4.0	44.0	37.3
16～19km/h	中强度	6.0	66.0	56.0
球类 保龄球	中强度	3.0	33.0	28.0
高尔夫球	中强度	5.0	55.0	47.0
篮球，一般	中强度	6.0	66.0	56.0
篮球，比赛	高强度	7.0	77.0	65.3
排球，一般	中强度	3.0	33.0	28.0
排球，比赛	中强度	4.0	44.0	37.3

活动项目		身体活动强度/MET（低强度MET值＜3，中强度MET值3～6，高强度MET值7～9，极高强度MET值10～11）		能量消耗量/kcal（标准体重/10min）	
				男（66kg）	女（56kg）
球类	乒乓球	中强度	4.0	44.0	37.3
	台球	低强度	2.5	27.5	23.3
	网球，一般	中强度	5.0	55.0	46.7
	网球，双打	中强度	6.0	66.0	56.0
	网球，单打	高强度	8.0	88.0	74.7
	羽毛球，一般	中强度	4.5	49.5	42.0
	羽毛球，比赛	高强度	7.0	77.0	65.3
	足球，一般	高强度	7.0	77.0	65.3
	足球，比赛	极高强度	10.0	110.0	93.3
跳绳	慢速	高强度	8.0	88.0	74.7
	中速，一般	极高强度	10.0	110.0	93.3
	快速	极高强度	12.0	132.0	112.0
舞蹈	慢速	中强度	3.0	33.0	28.0
	中速	中强度	4.5	49.5	42.0
	快速	中强度	5.5	60.5	51.3
游泳	踩水，中等用力，一般	中强度	4.0	44.0	37.3
	爬泳（慢），自由泳，仰泳	高强度	8.0	88.0	74.7
	蛙泳，一般速度	极高强度	10.0	110.0	93.3
	爬泳（快），蝶泳	极高强度	11.0	121.0	102.7
其他活动	瑜伽	中强度	4.0	44.0	37.3
	单杠	中强度	5.0	55.0	46.7
	俯卧撑	中强度	4.5	49.5	42.0
	太极拳	中强度	3.5	38.5	32.7
	健身操（轻或中等强度）	中强度	5.0	55.0	46.7
	轮滑旱冰	高强度	7.0	77.0	65.3

参考文献

[1] 中国营养学会. 食物交换份: T/CNSS 020—2023[S]. 北京: 中国营养学会.

[2] 中国营养学会. 中国居民膳食指南（2022）[M]. 北京: 人民卫生出版社, 2022: 345-346.

[3] QIU J, YANG J, LU M, et al. Chinese Compilation of Physical Activities in healthy adults aged 18-64: Categories and metabolic intensities[J]. Sports Med Health Sci, 2022, 4(3): 160-171.